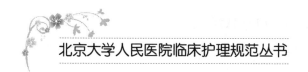

北京大学人民医院临床护理规范丛书

手术室护理技术规范

主 编　矫艳京

副主编　李雪静　魏彦姝

编 者（以姓名笔画为序）

于　洋	王　玥	王　秋	王　静	王立静
白晓光	冯清梅	刘华松	闫升荣	李　森
李丹丹	李雪静	杨　洁	何　苗	汪艳艳
沈敏敏	张伟新	张利平	张明霞	武立民
林　娓	果　旭	郑方芳	赵　欣	段晓明
段晓霞	施　英	姜　倩	贾晓君	夏　昕
柴鑫鑫	钱慧军	高晓庆	矫艳京	韩　慧
路东芳	詹艳春	魏彦姝		

人民卫生出版社

图书在版编目（CIP）数据

手术室护理技术规范/矫艳京主编.—北京：人民卫生出版社，
2017

（北京大学人民医院临床护理规范丛书）

ISBN 978-7-117-24465-7

Ⅰ.①手…　Ⅱ.①矫…　Ⅲ.①手术室-护理-技术规范
Ⅳ.①R472.3-65

中国版本图书馆 CIP 数据核字（2017）第 190024 号

| 人卫智网 | www.ipmph.com | 医学教育、学术、考试、健康，购书智慧智能综合服务平台 |
| 人卫官网 | www.pmph.com | 人卫官方资讯发布平台 |

北京大学人民医院临床护理规范丛书
手术室护理技术规范

主　　编：矫艳京
出版发行：人民卫生出版社（中继线 010-59780011）
地　　址：北京市朝阳区潘家园南里 19 号
邮　　编：100021
E - mail：pmph @ pmph.com
购书热线：010-59787592　010-59787584　010-65264830
印　　刷：三河市尚艺印装有限公司
经　　销：新华书店
开　　本：710×1000　1/16　印张：21
字　　数：400 千字
版　　次：2017 年 9 月第 1 版　2017 年 9 月第 1 版第 1 次印刷
标准书号：ISBN 978-7-117-24465-7/R · 24466
定　　价：50.00 元

打击盗版举报电话：010-59787491　E-mail：WQ @ pmph.com
（凡属印装质量问题请与本社市场营销中心联系退换）

前　言

　　手术室护理质量是体现医院护理质量的重要方面。随着手术技术机械化、科技化的发展，给手术室护理带来了前所未有的挑战，使得手术室护理专业性更强、技术要求更高、涉及面更广。在医疗、教学、科研等管理日趋规范化、科学化和标准化的今天，手术室护理专科特色也越来越明显，手术室专科技术操作的涉及面也更加的多样化，从传统的手术室基础技术操作逐渐向仪器设备的使用配合技术方面延伸，因此需要我们将手术室护理技术操作进行进一步扩展、延伸和规范。

　　本手册以北京大学人民医院开展的规章和流程（Policy and Procedure，P&P）的修订为契机，从手术室临床护理技术需求出发，参考相关政策、规范与标准，结合临床实际工作，进一步梳理并拓展、规范了手术室护理技术操作，以供参考。

　　手术室护理是一门操作技术要求非常高的专业，为了能更准确地呈现每一个步骤，该手册配备了大量的操作图示，以便更加直观地展现护理要点、标准流程及规范操作，同时也为部分重点及难点步骤进行解析，提供依据，使得护士同仁们能够更加深刻地理解和掌握每一步操作，真正做到知其然，也知其所以然，帮助提高我们手术室护士的评判性思维能力。

　　此次编写的圆满完成需要感谢护理部吴晓英主任、王泠副主任、李森老师的指导和大力支持，更要感谢在紧张的手术配合工作之余参与编写的所有成员，也很欣慰她/他们从中获得丰富的专业知识和精神收益。相信手术室护理技术规范的出版将会极大地促进手术室技术操作的规范化和标准化。

矫艳京

2017 年 6 月

目　录

一、外科手消毒技术

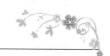

surgical hand antisepsis

【目的与适用范围】

制定本规章与流程的目的是规范护士进行外科手消毒时应遵循的操作程序，以防止病原微生物在医务人员和病人之间的传播，有效防止手术部位感染的发生。

【规章】

1. 先洗手，后消毒。
2. 不同患者手术之间、手套破损或手被污染时，应重新进行外科手消毒。

【名词释义】

1. 外科手消毒（surgical hand antisepsis）　是指外科手术前医务人员用皂液和流动水洗手，再用手消毒剂清除或者杀灭手部暂居菌和减少常居菌的过程。

2. 手消毒剂（hand antiseptic agent）　是用于手部皮肤消毒，以减少手部皮肤细菌的消毒剂，如乙醇、异丙醇、氯己定、碘附等。

【流程】

（一）必需品

洗手池设备（带有非接触式自动感应开关）、无菌手刷盒及无菌手刷、无菌巾及盛放无菌巾的无菌容器（冲洗手消毒必备）、皂液、手消毒剂、免冲洗手消毒剂取液装置、擦手纸或擦手巾、盛放擦手纸或擦手巾的容器、镜子、钟表、无菌巾回收容器、生活垃圾桶。

（二）操作

操作流程	要点与说明
1. 评估仪表 （1）戴圆帽、外科口罩 （2）摘除手部饰物，修剪指甲，长度应不超过指尖 （3）上衣下摆束于裤子内，裤带不外露，将袖口挽至上臂下 1/3 以上处（图 1-1） 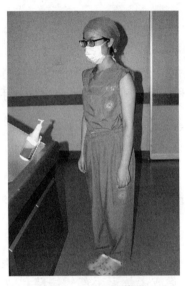 图 1-1　刷手着装图	
2. 准备并检查用物 （1）检查各种物品在有效期内，外包装完好，无潮湿、破损，无菌包灭菌指示胶带变色 （2）外科手消毒剂开启后应标明日期、时间，易挥发的醇类产品开瓶后的使用期不得超过 30 天，不易挥发的产品开瓶后使用期不得超过 60 天	• 根据注明的开启日期及使用期限及时更换手消毒剂，确保其浓度在有效消毒范围内，保证消毒效果

操作流程	要点与说明
3. 皂液洗手 （1）流动水充分淋湿双手 （2）取适量皂液揉搓双手 1）掌心相对，手指并拢，相互揉搓（图 1-2） 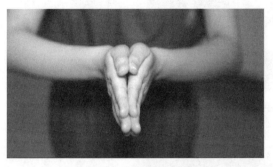 图 1-2　洗手第一步图 2）手心对手背沿指缝相互揉搓，交换进行（图 1-3） 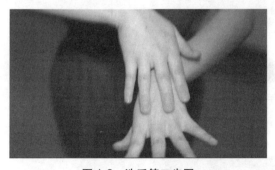 图 1-3　洗手第二步图 3）掌心相对，双手交叉指缝相互揉搓（图 1-4） 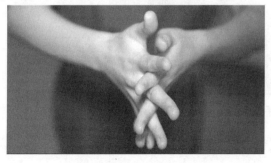 图 1-4　洗手第三步图	• 确保均匀涂抹至整个手掌、手背、手指和指缝，以保证消毒效果 • 揉搓双手至少 15 秒钟，以保证消毒效果

续表

操作流程	要点与说明
4）弯曲手指使关节在另一手掌心旋转揉搓，交换进行（图1-5） 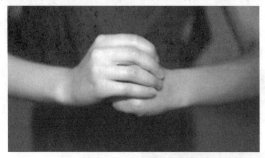 图1-5　洗手第四步图 5）右手握住左手大拇指旋转揉搓，交换进行（图1-6） 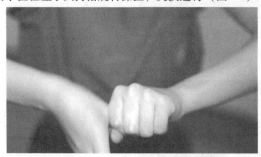 图1-6　洗手第五步图 6）将五个手指尖并拢放在另一手掌心旋转揉搓，交换进行，注意清洗指甲下的污垢（图1-7） 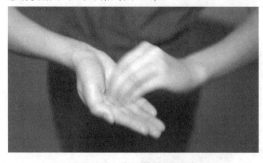 图1-7　洗手第六步图 （3）取适量皂液由手腕部螺旋向上涂抹并揉搓前臂和上臂下1/3处 （4）在流动水下彻底冲净	

操作流程	要点与说明
4. 擦干　取擦手纸由远心端至近心端彻底擦干手、前臂和上臂下 1/3 处。将擦手纸弃于生活垃圾桶内	
5. 手消毒方法（选择以下 3 种方法中的 1 种进行手消毒） （1）方法一：免冲洗手消毒 1）取免冲洗手消毒剂于一侧手心，揉搓对侧指尖、手背、手腕，将剩余手消毒剂顺势螺旋式均匀揉搓至对侧前臂和上臂下 1/3（图 1-8） 图 1-8　取免洗手消毒液 2）取免冲洗手消毒剂于另一侧手心，步骤同上 3）取免冲洗手消毒剂于任意一手心，按顺序揉搓消毒双手：手心、手背、指缝、大拇指、手指背、指尖和手腕部 4）揉搓双手直至干燥，使用免冲洗手消毒剂进行外科手消毒，消毒后不需要用水冲洗 5）消毒时间遵循产品使用说明 （2）方法二：冲洗手消毒 1）取适量的手消毒剂，依次揉搓手心、手背、指缝、大拇指、手指背、指尖、手腕部、前臂及上臂下 1/3 2）消毒时间为 2~6 分钟 3）用流动水冲净双手、前臂及上臂下 1/3 4）用无菌巾彻底擦干 （3）方法三：刷手消毒 1）取无菌手刷 2）取适量洗手液或手消毒液	• 手消毒剂的取液量、揉搓时间及使用方法应遵循产品的使用说明，以保证消毒效果 • 免洗手消毒剂在皮肤上形成一层保护膜，抑制毛孔中的微生物析出，故消毒后不需冲洗 • 流动水应达到 GB5749 的规定。特殊情况水质达不到要求时，手术医生在戴手套前，应用醇类消毒剂再消毒双手后戴手套，确保消毒效果

续表

操作流程	要点与说明
3）分段交替刷洗双手：先刷甲缘、甲沟、指蹼，再由拇指桡侧开始，渐次到指背、尺侧、掌侧，依次刷完双手手指	• 刷手时稍用力，要注意勿漏刷指间、腕部尺侧和肘窝部，避免残留微生物
4）分段交替刷洗双侧前臂及上臂下 1/3 5）消毒时间为 3 分钟 6）用流动水自指尖至肘部冲洗	• 刷洗时面对镜子，避免遗漏盲区皮肤，肘部皮肤皱褶处刷洗时间宜长，保证消毒效果
7）取无菌巾由远端至近端彻底擦干手、前臂和上臂下 1/3 处。将无菌巾弃于无菌巾回收容器内。同法擦干另一手臂（图 1-9） 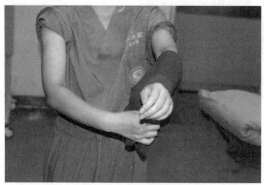 图 1-9　取无菌巾擦手臂	• 流动水应达到 GB5749 的规定。避免在水中来回移动手臂，防止倒流 • 擦至上臂下 1/3 以上处，禁止再向手部回擦，防止污染 • 持无菌巾的手避免触碰已擦过皮肤的巾面，防止污染
6. 注意事项 （1）在整个过程中双手应保持位于胸前并高于肘部（图 1-10） 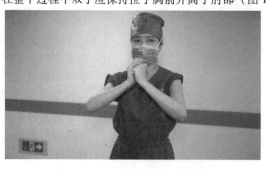 图 1-10　双手应保持位于胸前	• 避免手消毒液倒流污染手部

续表

操作流程	要点与说明
（2）手部皮肤应无破损 （3）冲洗双手时避免溅湿衣裤 （4）应面对镜子进行手消毒，避免遗漏 （5）戴无菌手套前，避免污染双手 （6）摘除外科手套后应清洁洗手	

【参考文件】

1. 郭莉. 手术室护理实践指南. 第 2 版. 北京：人民卫生出版社，2015.

2. 医疗机构消毒技术规范. 中华人民共和国卫生部，2012.

3. 医务人员手卫生规范. 中华人民共和国卫生部，2009.

4. 医院感染管理办法. 中华人民共和国卫生部，2006.

【文件保留】 1 年

【附件】 无

【质控要点】

1. 免冲洗手消毒时，按顺序揉搓消毒双手：手心、手背、指缝、大拇指、手指背和手腕部。揉搓双手直至干燥，消毒时间遵循产品使用说明。

2. 冲洗手消毒时，取适量的手消毒剂揉搓至双手的每个部位、前臂和上臂下 1/3，并认真揉搓 2~6 分钟，用流动水冲净双手、前臂和上臂下 1/3，用无菌巾彻底擦干。

【文件交付】

1. 医疗副院长
2. 护理部主任
3. 临床科室主任（麻醉科）
4. 科护士长（所有）
5. 护士长（所有护理单元）

外科手消毒评分标准

科室： 姓名：

项目	总分	技术操作要求		权重				得分	备注
				A	B	C	D		
操作过程	90		评估仪表	12	8	4	0		
			准备并检查用物	8	6	3	0		
			淋湿双手	2	1	0	0		
			揉搓双手	6	4	2	0		
			揉搓前臂和上臂	6	4	2	0		
			冲净双手	4	3	2	0		
		免冲洗手消毒	擦干	6	4	2	0		
			取免洗手消毒剂	6	4	2	0		
			揉搓对侧指尖、手背、手腕	6	4	2	0		
			揉搓对侧前臂、上臂下1/3	6	4	2	0		
			揉搓近侧指尖、手背、手腕	6	4	2	0		
			揉搓近侧前臂、上臂下1/3	6	4	2	0		
			揉搓双手	6	4	2	0		
		冲洗手消毒	擦干	6	4	2	0		
			取手消毒剂	6	4	2	0		
			揉搓双手	6	4	2	0		
			揉搓对侧前臂、上臂下1/3	6	4	2	0		
			揉搓近侧前臂、上臂下1/3	6	4	2	0		
			流动水冲洗	6	4	2	0		
			无菌巾擦干	6	4	2	0		

续表

项目	总分	技术操作要求		权重				得分	备注
				A	B	C	D		
操作过程	90	刷手消毒	擦干	6	4	2	0		
			取无菌手刷	6	4	2	0		
			取洗手液或外科手消毒液	6	4	2	0		
			刷洗双手	6	4	2	0		
			交替刷洗双侧前臂、上臂下1/3	6	4	2	0		
			流动水冲洗	6	4	2	0		
			无菌巾擦干	6	4	2	0		
		消毒范围无遗漏		10	3	2	0		
评价	10	操作动作熟练		5	3	1	0		
		手消毒时间合理		5	3	1	0		
总分	100								

主考教师：　　　　　　　　　　考核日期：

二、 穿无菌手术衣技术

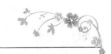

dressing sterile surgical gown

【目的与适用范围】

制定本规章与流程的目的是规范护士穿无菌手术衣时应遵循的操作程序，确保手术衣的无菌状态。

【规章】 无

【名词释义】

无菌手术衣（sterile surgical gown）是指定用于手术室规范环境下的无菌服装。无菌手术衣有三对系带：领口一对系带；左页背部与右页内侧腋下各一系带组成一对；右页宽大，能包裹术者背部，其上一系带与腰部前方的腰带组成一对。

【流程】

（一）必需品

器械车、无菌手术衣包、无菌持物钳包、无菌手套、清洁布巾、污衣筐、生活垃圾桶。

（二）操作

操作流程	要点与说明
1. 评估仪表 （1）戴圆帽、外科口罩 （2）摘除手部饰物，修剪指甲，长度应不超过指尖 （3）上衣下摆束于裤子内，裤带不外露，将袖口挽至上臂下 1/3 以上处	
2. 评估环境　环境清洁、宽敞，操作前 30min 内停止清扫工作，减少人员流动且必须在相应手术间进行	• 减少浮游菌及尘埃颗粒 • 防止交叉感染

操作流程	要点与说明
3. 准备并检查用物 （1）使用清洁布巾擦拭器械车台面 （2）卫生手消毒 （3）检查各种物品在有效期内（图 2-1），外包装完好，无潮湿、破损，无菌包灭菌指示胶带变色 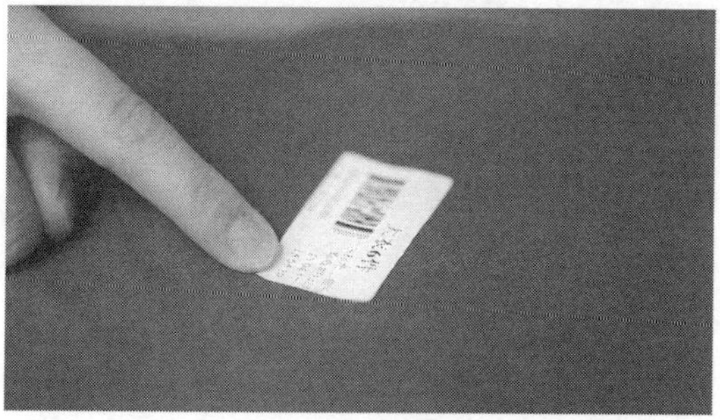 图 2-1　检查无菌手术衣包有效期	• 保持清洁、干燥 • 确保无菌物品处于无菌状态
4. 使用登记　持 PDA 进入供应室系统，扫描包条码	• 扫描条码进行系统核对，确保无菌物品在有效期内 • 系统自动记录手术病人所使用的无菌物品信息，确保可追溯
5. 打开无菌持物钳包 （1）将无菌持物钳包置于操作台上，撕下指示胶带，注明开启的日期和时间 （2）手捏包布一角外侧面，依次打开无菌持物钳包 （3）保持持物钳在容器内，将容器直立于器械车操作台上 （4）将注明开启日期和时间的指示胶带粘贴于容器底座上 （5）包布置于器械车下层	• 确认无菌持物钳开启后在 4 小时有效期内 • 避免手臂跨越无菌区，保持包布平铺于器械车台面上，避免污染包布内面
6. 打开无菌手术衣包 （1）将无菌手术衣包平放在器械台上，包布四角与器械车四角对应，撕下指示胶带弃于生活垃圾桶内 （2）手捏包布一角外侧面，按顺序依次打开无菌手术衣包第一层包布（图 2-2，图 2-3）	• 打开包布时避免手臂跨越无菌区，保持包布平铺于器械车台面上，避免污染包布内面

续表

操作流程	要点与说明
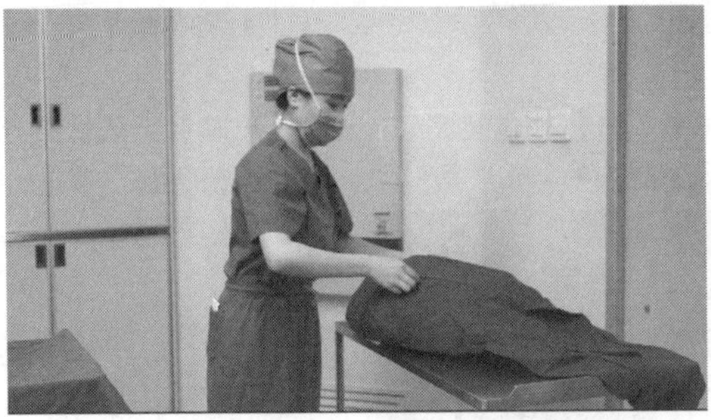 图 2-2　打开无菌手术衣包 1 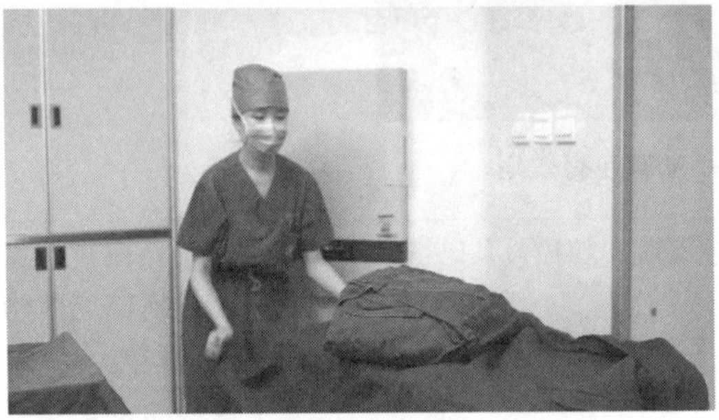 图 2-3　打开无菌手术衣包 2	
（3）刷手护士/巡回护士持无菌持物钳按顺序依次打开无菌手术衣包第二层包布，查看灭菌指示卡符合灭菌要求	• 无菌包的第二层包布要求使用无菌持物钳打开，不可用未戴无菌手套的手触碰第二层包布，避免污染
（4）将器械车置于无人走动的位置后进行外科手消毒，并由巡回护士监管已打开无菌包的无菌状态	• 巡回护士监管，避免污染
7. 拿取无菌手术衣　按摆放顺序准确拿取最上层无菌手术衣，面向无菌区选择足够宽敞的位置站立（图 2-4）	• 避免消毒手碰触目标手术衣外的任何部位，以保证无菌面处于无菌状态

操作流程	要点与说明
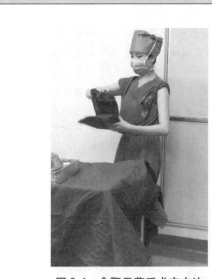 图 2-4　拿取无菌手术衣方法	
8. 展开无菌手术衣　面向无菌区，双手提领口打开折叠的手术衣，检查无菌手术衣无破损、潮湿（图 2-5） 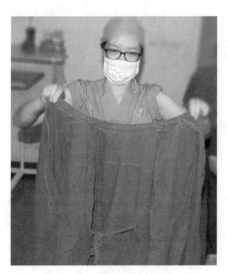 图 2-5　双手提领口，抖开	• 确保无菌手术衣无菌面朝向无菌区，避免污染 • 避免消毒手碰触手术衣除领口外的任何部位，避免污染无菌面

续表

操作流程	要点与说明
9. 穿无菌手术衣 （1）自主穿无菌手术衣 1）双手持领口，露出两侧衣袖入口，双手平举向前伸入衣袖（图2-6） 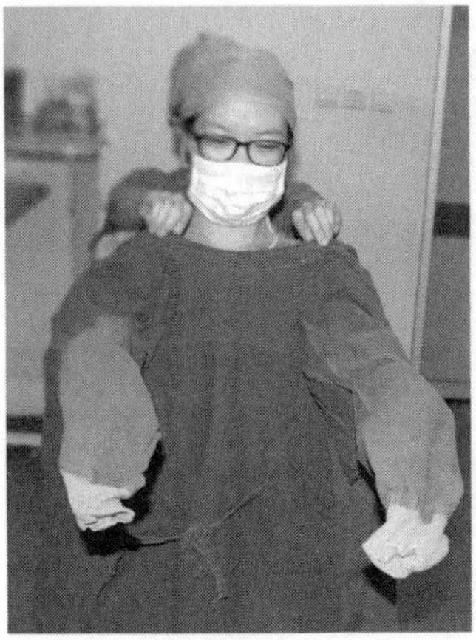 <div align="center">图2-6　双手平举向前伸入衣袖</div>	• 始终保持双臂与肩平行向前，在肩以下、腰部以上、两侧腋前线以前，不可向两侧外展，保证在无菌范围内活动
2）巡回护士双手捏住领口内面（图2-7），向颈后提拉、系颈带 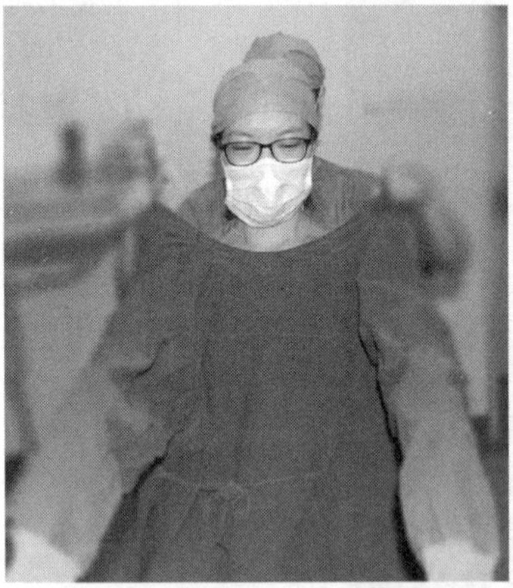 图2-7　巡回护士双手捏住领口内面 3）巡回护士系内侧腰带	• 巡回护士不可触及手术衣无菌面，避免污染

操作流程	要点与说明
（2）协助手术医师穿无菌手术衣 1）双手持领口，无菌面朝向操作者打开，使前臂套入无菌手术衣肩部无菌面 2）面向手术医师，使其双手臂伸入衣袖 3）巡回护士双手接过领口内面向颈后提拉、系颈带（图2-8），后系内侧腰带（图2-9） 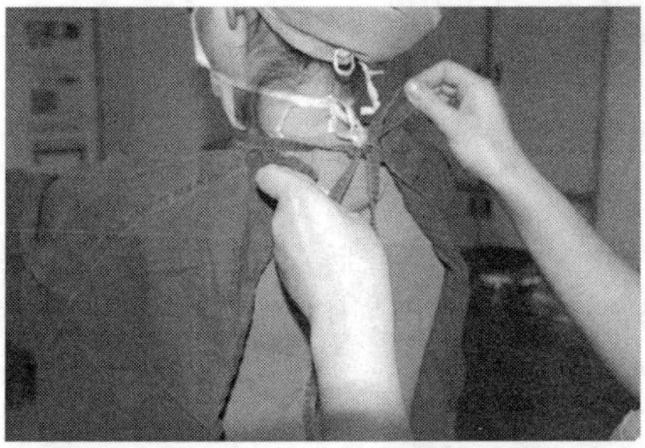 图2-8 系领带 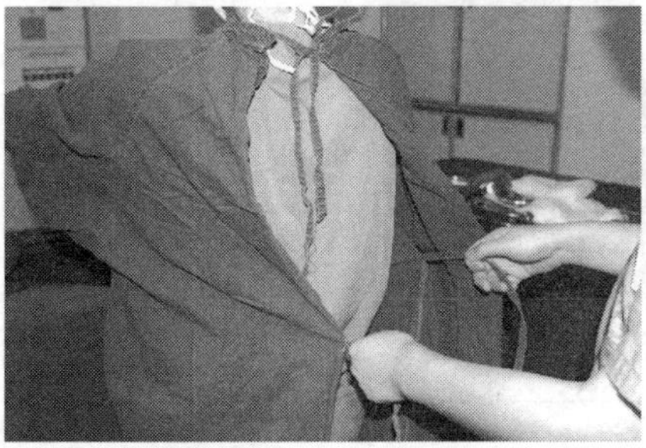 图2-9 系内侧腰带	• 巡回护士不可触及手术衣无菌面，避免污染
10. 戴无菌手套	• 未戴手套的手不可触及无菌部位，避免污染
11. 系无菌手术衣腰带 （1）解开外侧腰带 （2）将右侧腰带递予巡回护士，巡回护士持无菌持物钳夹住腰带头端（图2-10），或递予另一名台上手术人员	• 避免使用未戴手套的手解开外侧腰带，避免污染无菌面

15

续表

操作流程	要点与说明
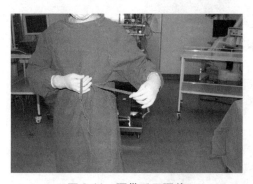 图 2-10　巡回护士持无菌持物钳夹住腰带头端 （3）巡回护士/另一名台上手术人员顺时针绕过操作者身后，将腰带头端递回操作者，操作者将腰带系于腰前（图 2-11） 图 2-11　腰带系于腰前	
12. 脱无菌手术衣 （1）解开外侧腰带 （2）巡回护士协助解开颈带、内侧腰带 （3）脱无菌手术衣，弃于污衣筐内 （4）脱手套，洗手	• 应先脱无菌手术衣，再脱无菌手套，避免污染双手

【参考文件】

郭莉. 手术室护理实践指南. 第 2 版. 北京：人民卫生出版社，2015.

【文件保留】　1 年

【附件】 无

【质控要点】

1. 确保使无菌手术衣无菌面朝向无菌区抖开。

2. 始终保持双臂与肩平行向前，在肩以下、腰部以上、两侧腋前线以前，不可向两侧外展。

3. 未戴手套的手不可触及无菌部位。

4. 应先脱无菌手术衣，再脱无菌手套，避免污染双手。

【文件交付】

1. 医疗副院长

2. 护理部主任

3. 临床科室主任（麻醉科）

4. 科护士长（所有）

5. 护士长（所有护理单元）

穿无菌手术衣技术评分标准

科室：   姓名：

项目	总分	技术操作要求	权重				得分	备注
			A	B	C	D		
操作过程	90	评估仪表	6	4	2	0		
		评估环境	4	3	2	0		
		准备并检查用物	10	6	2	0		
		使用登记	2	1	0	0		
		打开无菌持物钳包	10	6	2	0		
		打开无菌手术衣包	8	6	3	0		
		拿取无菌手术衣	6	4	2	0		
		展开无菌手术衣	6	4	2	0		
		自主穿无菌手术衣	8	6	3	0		
		协助手术医师穿无菌手术衣	10	6	2	0		
		戴无菌手套	4	3	2	0		
		系无菌手术衣腰带	6	4	2	0		

续表

项目	总分	技术操作要求	权重				得分	备注
			A	B	C	D		
操作过程	90	穿无菌手术衣后保持双臂无菌范围内活动	4	3	2	0		
		脱无菌手术衣	6	4	2	0		
评价	10	操作动作熟练	5	3	1	0		
		符合无菌操作原则	5	3	1	0		
总分	100							

主考教师：   考核日期：

18

三、 无接触式戴无菌手套技术

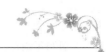

closed gloving/non-contact gloving

【目的与适用范围】

制定本规章与流程的目的是规范护士无接触式戴无菌手套时应遵循的操作程序，以确保无菌手套的无菌状态。

【规章】 无

【名词释义】

1. 无接触式戴无菌手套（closed gloving/non-contact gloving） 是指手术人员在穿无菌手术衣时手不露出袖口独自完成或由他人协助完成戴手套的方法。

2. 穿孔指示系统（perforation indication system） 是指戴双层手套，当手套穿孔时，液体会通过穿孔部位渗透到两层手套之间，更容易看见穿孔部位。

【流程】

（一）必需品

无菌器械台、无菌手套（无粉）、医疗垃圾桶、生活垃圾桶。

（二）操作

操作流程	要点与说明
1. 卫生手消毒	
2. 准备并检查用物 （1）检查无菌手套在有效期内，外包装完好，无潮湿、破损，确认无菌器械台处于无菌状态 （2）无菌手套型号适合	• 避免戴型号过大/小的手套后影响操作
3. 打开无菌手套外包装 （1）巡回护士双手持无菌手套封口处两页，相反方向打开无菌手套外包装，使外包装无菌面向外反折	• 防止污染无菌面

操作流程	要点与说明
（2）外科手消毒、穿无菌手术衣后，双手不出袖口（图 3-1），隔衣袖拿取内包装（图 3-2）后，巡回护士将外包装弃于生活垃圾桶内 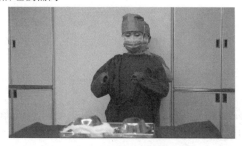 图 3-1　双手不出袖口 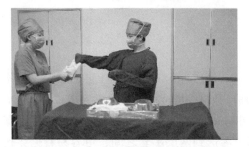 图 3-2　隔衣袖拿取内包装	• 便于刷手护士拿取内包装
4. 打开无菌手套内包装 （1）将内包装置于无菌器械台上 （2）双手隔衣袖展开无菌手套内包装，可见内包装纸上左、右标识，按标识左右提示颠倒放置（图 3-3） 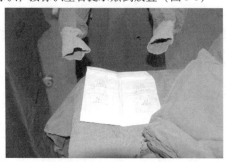 图 3-3　手套颠倒放置 （3）双手隔衣袖展开带有标识的无菌手套内包装，暴露无菌手套	• 避免双手直接接触手套 • 使无菌手套指尖朝向操作者，便于拿取

操作流程	要点与说明
5. 戴无菌手套 （1）自戴无菌手套 1）一手（操作手）隔着衣袖捏住对侧手套掌心面翻折处拿出（图3-4，图3-5），另一手（辅助手）隔着手术衣将手背面翻折打开包裹手背（图3-6），操作手伸开对准手套五指，辅助手隔着手术衣打开掌心面翻折后向上提拉手套及衣袖（图3-7）	• 避免触碰手套的无菌面 • 提拉衣袖时用力适当，使袖口远心端边缘与拇指关节处平齐，便于操作 • 若进行感染、骨科等手术，应戴双层手套（穿孔指示系统），确保无菌 • 戴好无菌手套后，保持手在肩以下、腰部以上、两侧腋前线以前，确保在无菌范围内活动

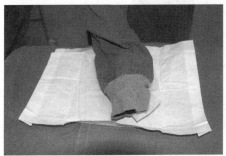

图3-4　隔衣袖拿取无菌手套

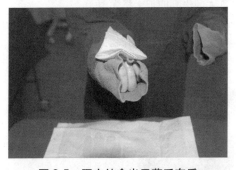

图3-5　隔衣袖拿出无菌手套后

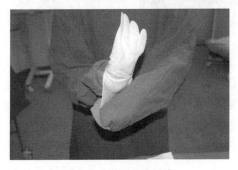

图3-6　反折包裹手背

21

续表

操作流程	要点与说明
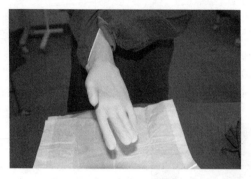 图 3-7 向上提拉手套及衣袖 2）未戴手套的手（操作手）隔着衣袖捏住对侧手套掌心面翻折处拿出，已戴手套的手（辅助手）将手背面翻折打开包裹手背，操作手伸开对准手套五指，辅助手打开掌心面翻折后向上提拉衣袖 （2）协助戴无菌手套（图 3-8）：已戴无菌手套的护士将无菌手套手心朝向手术医师，双手从翻折处撑开手套，待手术医师对准五指伸入手套后，向上提拉手套并展开翻折处包裹衣袖口 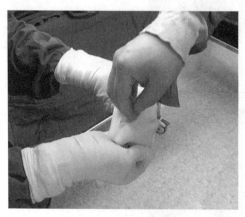 图 3-8 协助戴无菌手套	

操作流程	要点与说明
6. 摘除无菌手套 （1）一手（操作手）抓取另一手（辅助手）的手套腕部外面，翻转下拉脱下手套 （2）辅助手拇指伸入操作手手套内面（非无菌面），翻转下拉脱下手套并使操作手手套包裹于其中 （3）将手套弃于医疗垃圾桶内	• 应先脱无菌手术衣，再脱无菌手套，避免污染双手 • 防止接触手套污染面
7. 洗手	• 摘除手套后必须洗手，以遵循手卫生要求

【参考文件】

郭莉. 手术室护理实践指南. 第 2 版. 北京：人民卫生出版社，2015.

【文件保留】 1 年

【附件】 无

【质控要点】

1. 外科手消毒、穿无菌手术衣后，双手不出袖口，避免双手直接接触手套。

2. 若进行感染、骨科等手术，应戴双层手套（穿孔指示系统）。

3. 戴好无菌手套后，保持手在肩以下、腰部以上、两侧腋前线以前。

【文件交付】

1. 医疗副院长
2. 护理部主任
3. 临床科室主任（麻醉科）
4. 科护士长（所有）
5. 护士长（所有护理单元）

无接触式戴无菌手套技术评分标准

科室：   姓名：

项目	总分	技术操作要求	权重				得分	备注
			A	B	C	D		
操作过程	90	卫生手消毒	4	3	2	0		
		准备并检查用物	10	6	2	0		
		打开无菌手套外包装	8	6	3	0		
		打开无菌手套内包装	12	8	4	0		
		自戴无菌手套	20	12	4	0		
		协助戴无菌手套	10	6	2	0		
		摘除无菌手套	12	8	4	0		
		戴无菌手套的手在无菌范围内活动	6	4	2	0		
		脱无菌手套后洗手	8	6	3	0		
评价	10	操作动作熟练	5	3	1	0		
		符合无菌操作原则	5	3	1	0		
总分	100							

主考教师：   考核日期：

四、 铺无菌器械台技术

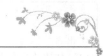

spreading sterile instrument table

【目的与适用范围】

制定本规章与流程的目的是规范护士铺无菌器械台时应遵循的操作程序，保持无菌器械台处于无菌状态并规范手术器械的管理。

【规章】 无

【名词释义】

1. 无菌单（sterile drapes） 是指经过灭菌处理后，未被污染的手术单。
2. 无菌包（sterile package） 是指经过灭菌处理后，未被污染的手术包。
3. 无菌器械台（sterile instrument table） 是指手术过程中存放无菌物品、手术器械等物品的操作区域。
4. 无菌物品（aseptic supply） 是指经过物理或化学方法灭菌后，未被污染的物品。

【流程】

（一）必需品

器械车、无菌器械包、无菌手术衣包、无菌手套（无粉）、无菌物品、无菌持物钳、清洁布巾、污衣筐、生活垃圾桶。

（二）操作

操作流程	要点与说明
1. 评估环境　环境清洁、宽敞，操作前 30min 内停止清扫工作，减少人员流动且必须在相应手术间进行	• 减少浮游菌及尘埃颗粒 • 防止交叉感染

续表

操作流程	要点与说明
2. 准备并检查用物 （1）使用清洁布巾擦拭器械车台面 （2）卫生手消毒 （3）各种物品在有效期内，一次性物品外包装完整 （4）检查各种物品在有效期内（图4-1），外包装完好，无潮湿、破损，无菌包灭菌指示胶带变色 图4-1　检查无菌包 （5）无菌手套型号合适 （6）确认无菌持物钳在有效期内，并将其移至近器械台旁操作台上	• 保持清洁、干燥 • 确保无菌物品处于无菌状态 • 确认无菌持物钳在开启后4小时有效期内 • 到距离较远处取物时，应将持物钳和容器一起移至操作处，就地使用，避免污染
3. 使用登记　PDA进入供应室系统，扫描包条码	• 扫描条码进行系统核对，确保无菌物品在有效期内 • 系统自动记录手术病人所使用的无菌物品信息，确保可追溯

26

续表

操作流程	要点与说明
4. 打开无菌器械包 （1）将无菌器械包平放在器械台上，包布四角与器械车四角对应，撕下指示胶带弃于生活垃圾桶内 （2）手捏包布一角外侧面，按顺序依次打开无菌器械包第一层包布（图4-2、图4-3、图4-4、图4-5）	• 打开包布时避免手臂跨越无菌区，保持包布平铺于器械车台面上，避免污染包布内面

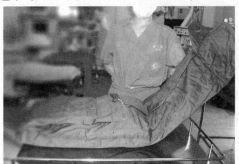

图 4-2　打开左侧

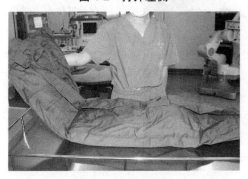

图 4-3　打开右侧

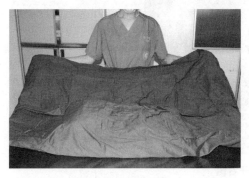

图 4-4　打开近侧

续表

操作流程	要点与说明
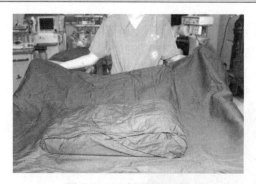 图 4-5　至对侧打开对侧	
（3）刷手护士/巡回护士持无菌持物钳按顺序依次打开无菌器械包第二层包布，查看灭菌指示卡符合灭菌要求（图 4-6、图 4-7、图 4-8、图 4-9、图 4-10） 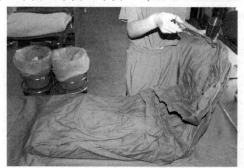 图 4-6　打开左侧 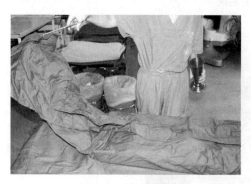 图 4-7　打开右侧	• 无菌包的第二层包布要求使用无菌持物钳打开，不可用未戴无菌手套的手触碰第二层包布，避免污染

操作流程	要点与说明
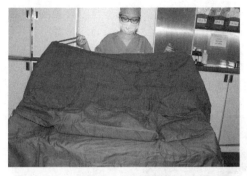 图 4-8　打开近侧 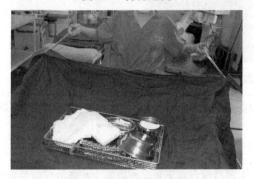 图 4-9　至对侧打开对侧 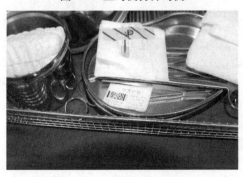 图 4-10　查看灭菌指示卡 （4）将器械车置于无人走动的位置后进行外科手消毒，并由巡回护士监管已打开无菌包的无菌状态，手消毒后穿无菌手术衣，戴无菌手套 （5）检查四周无菌单下垂 30cm 以上，下缘在回风口以上	• 巡回护士监管，避免污染 • 如四周下垂不足 30cm，需使用无菌单补齐，且器械台上无菌单须 4 层以上，确保无菌台处于无菌状态

操作流程	要点与说明
5. 拿取无菌物品　待巡回护士打开无菌物品外包装后拿取无菌物品，放置于器械车上	• 避免手触及外包装封口处及外面，防止污染
6. 摆放纱垫　逐一打开纱垫，检查其完整、无异物，显影带朝外叠起纱垫，显影带角朝右下置于无菌器械台左上角（图4-11） 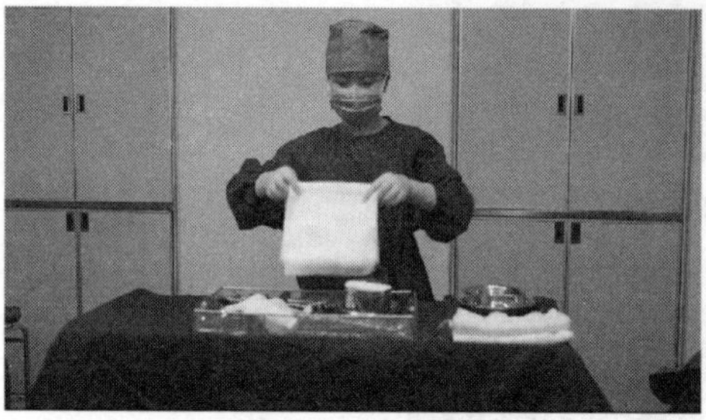 图 4-11　摆放纱垫图	• 防止纱垫内夹杂异物，避免遗漏
7. 摆放纱布　逐一打开纱布，检查其完整、无异物，置于纱垫前	• 防止纱布内夹杂异物，避免遗漏
8. 摆放治疗碗、治疗盘 （1）取一块治疗巾折成四层铺于无菌器械台左下角，齐边朝向内侧（图4-12） 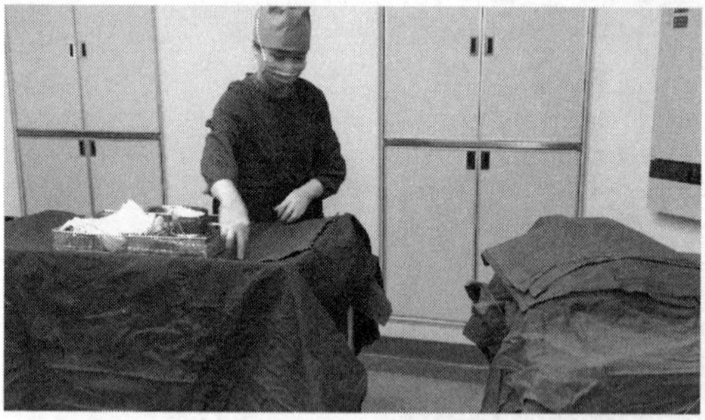 图 4-12　铺治疗巾 （2）将两个治疗碗前后置于治疗巾上 （3）将两个弯盘弯侧贴近治疗碗放置	• 垫治疗巾为防止液体浸湿包布 • 若无菌单有潮湿应加盖 4 层以上无菌单或更换，保持无菌器械台处于无菌状态

操作流程	要点与说明
9. 摆放钳类器械　取一块治疗巾折成长条枕形置于无菌器械台正前方，将无菌钳类器械枕于其上，按照左长右短、左大右小的原则摆放，器械尖端朝向操作者，弯钳尖端向右（图4-13） 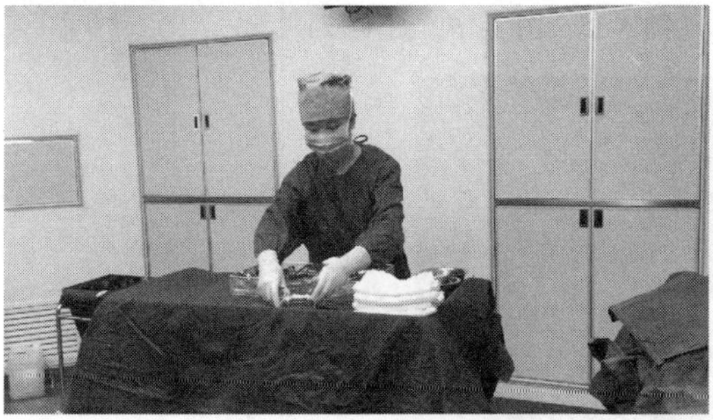 图4-13　摆放无菌钳类器械	• 便于拿取和清点
10. 摆放镊子　将镊子摆放于钳类器械之前，按照由长到短、从左至右的原则摆放，镊子开口朝向右侧	• 便于拿取和清点
11. 摆放剪刀、刀柄　剪刀置于弯盘右侧，刀柄（及刀片）置于弯盘内	• 防止刺伤操作者
12. 摆放其他器械（图4-14） （1）依次将吸引器头、拉钩、压肠板等分类整齐摆放于无菌器械台右下角 （2）取一块治疗巾叠起置于器械台右上角，将消毒罐置于其上 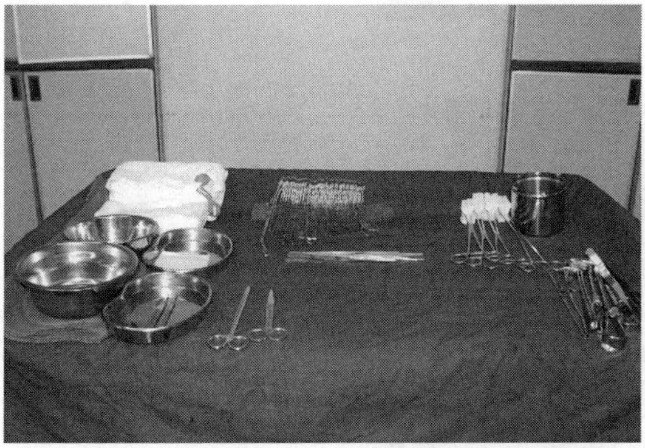 图4-14　器械台整体	• 垫治疗巾为防止消毒液浸湿无菌单
13. 递下器械屉　将器械屉递予巡回护士置于器械车下层	

操作流程	要点与说明
14. 注意事项 （1）无菌器械台的台面为无菌区，任何无菌物品不可超出器械台边缘 （2）移动无菌器械台时只能碰触无菌器械台平面以上，巡回护士不可触及下垂的无菌单（图4-15，图4-16，图4-17）	

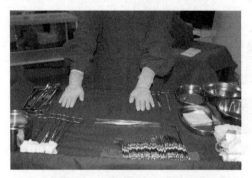

图 4-15　移动器械车　正确

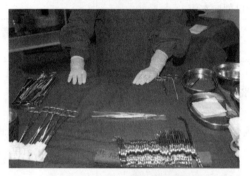

图 4-16　移动器械车　错误 1

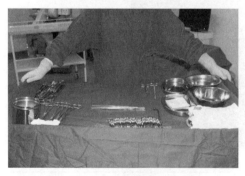

图 4-17　移动器械车　错误 2

【参考文件】

郭莉. 手术室护理实践指南. 第 2 版. 北京：人民卫生出版社，2015.

【文件保留】 1 年

【附件】 无

【质控要点】

1. 铺无菌器械台必须在相应手术间进行。

2. 无菌包的第二层包布要求使用无菌持物钳打开，不可用未戴无菌手套的手触碰第二层包布。

3. 器械台上无菌单须 4 层以上，若无菌单有潮湿应加盖 4 层以上无菌单或更换。

4. 无菌器械台的台面为无菌区，任何无菌物品不可超出器械台边缘。

5. 移动无菌器械台时只能碰触无菌器械台平面以上，巡回护士不可触及下垂的无菌单。

【文件交付】

1. 医疗副院长
2. 护理部主任
3. 临床科室主任（麻醉科）
4. 科护士长（所有）
5. 护士长（所有护理单元）

铺无菌器械台技术评分标准

科室：　　　　　　　　　　　　　　　　　　　　　　　　姓名：

项目	总分	技术操作要求	权重				得分	备注
			A	B	C	D		
操作过程	90	评估环境	6	4	2	0		
		准备并检查用物	8	6	3	0		
		使用登记	2	1	0	0		
		打开无菌器械包	12	8	4	0		

项目	总分	技术操作要求	权重				得分	备注
			A	B	C	D		
操作过程	90	拿取无菌物品	6	4	2	0		
		摆放纱垫	4	3	2	0		
		摆放纱布	4	3	2	0		
		摆放治疗碗、治疗盘	6	4	2	0		
		摆放钳类器械	8	6	3	0		
		摆放镊子	2	1	0	0		
		摆放剪刀、刀柄	6	4	2	0		
		摆放其他器械	8	6	3	0		
		递下器械屉	2	1	0	0		
		无菌物品不超出器械台边缘	6	4	2	0		
		移动无菌器械台只能碰触台面以上	6	4	2	0		
		保持无菌器械台处于无菌状态	4	3	2	0		
评价	10	操作动作熟练、节力	5	3	1	0		
		符合无菌操作原则	5	3	1	0		
总分	100							

主考教师：   考核日期：

五、 眼科手术部位消毒技术

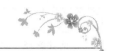

disinfecting technique of ophthalmic surgical site

【目的与适用范围】

制定本规章与流程的目的是规范医护人员进行眼科手术部位消毒时应遵循的操作程序，减少眼科手术部位感染率。

【规章】 无

【名词释义】 无

【流程】 无

（一）必需品

无菌眼部消毒包（弯盘1个、药杯1个）、无菌棉签、一次性注射器、一次性静脉留置针、速干手消毒剂、5%聚维酮碘溶液、0.4%盐酸奥布卡因滴眼液、医用胶带、医疗垃圾桶、生活垃圾桶、利器盒。

（二）操作

操作流程	要点与说明
1. 卫生手消毒	
2. 三方核查　与麻醉医师、手术医师一起核对病人姓名、性别、手术方式、手术部位及标识	• 以确保正确的手术病人，正确的手术部位，正确的手术方式
3. 再次核对病人　至病人手术床旁，请病人说出床号、姓名、年龄、手术名称、手术眼别及过敏史，复述并核对腕带信息；无法正常沟通的病人，双人核对腕带信息	• 确保手术病人及手术部位正确

续表

操作流程	要点与说明
4. 评估并解释　向病人解释操作目的并评估病人 （1）手术眼别及头发状况 （2）用医用胶带将帽檐固定于发际 （3）确保病人枕后无发髻，将其头部安置于手术床头圈内	• 以方便帽子全部遮盖头发 • 确保病人舒适
5. 准备并检查用物　卫生手消毒，准备并检查用物 （1）无菌物品外包装完好，在有效期内 （2）双人核对药名、浓度；检查在有效期之内	• 确保无菌物品处于无菌状态
6. 手术眼表面麻醉 （1）卫生手消毒 （2）与手术医师再次核对病人姓名、手术眼别 （3）给局麻药：一手用无菌棉签轻压病人下眼睑，另一手持药瓶距眼球 1~2cm 处，将 0.4% 奥布卡因滴眼液滴入下睑结膜囊内 1~2 滴 （4）移除棉签，轻轻闭合眼睑，等待 16 秒左右	• 减轻消毒药液对黏膜的刺激 • 使药液充分弥散，麻醉起效时间约 16 秒
7. 抽取消毒药液 （1）卫生手消毒，开启无菌眼部消毒包，将外包装弃于生活垃圾桶；将药杯放入弯盘内，倒入 5% 聚维酮碘溶液 （2）取出注射器，检查注射器完整、无裂缝，拔下针帽弃于生活垃圾桶内，固定针栓，抽取 5% 聚维酮碘溶液，将针头拔除弃于利器盒 （3）取出静脉留置针，外包装弃于生活垃圾桶，拔出静脉留置针针芯弃于利器盒 （4）将静脉留置针套管及保护套一起安装在抽好消毒液的注射器上，放入弯盘备用	• 遵循无菌操作原则 • 预防消毒过程中针头掉落刺伤病人
8. 消毒眼睑皮肤　与手术医师再次核对眼别后消毒 （1）消毒上眼睑皮肤：取无菌棉签蘸取药杯中 5% 聚维酮碘溶液，由内眦向外眦涂抹眼睑皮肤，使用后的棉签弃于医用垃圾桶内 （2）更换消毒棉签同法消毒下眼睑皮肤	

操作流程	要点与说明
9. 消毒睫毛及其根部（图 5-1）（图 5-2） （1）无菌棉签轻压病人上眼睑，无菌棉签避开角膜，充分暴露上眼睑睫毛及其根部，用蘸有 5%聚维酮碘溶液的无菌棉签，由内眦向外眦顺向涂抹，避免重复 （2）更换消毒棉签同法消毒下眼睑睫毛及其根部（图 5-3） （3）重复消毒两次	• 防止划伤角膜 • 避免反方向涂抹引起病人不适

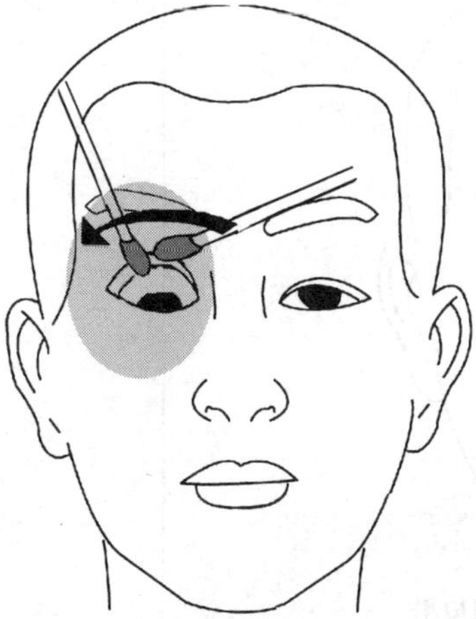

图 5-1　消毒上眼睑睫毛及其根部

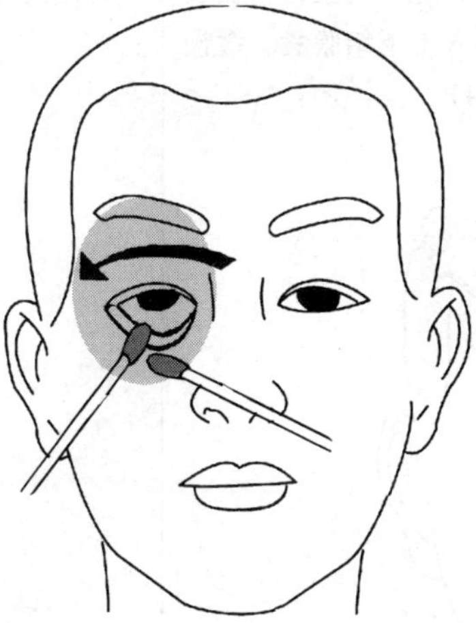

图 5-2　消毒下眼睑睫毛及其根部

操作流程	要点与说明
10. 消毒眼睑及周围皮肤 （1）用蘸有 5%聚维酮碘溶液的无菌棉签涂擦眼睑及周围皮肤	

续表

操作流程	要点与说明
（2）消毒顺序以睑裂为中心，从内向外，先颞侧后鼻侧 （3）消毒范围：上至发际、下至鼻唇沟与耳垂连线、颞侧至耳前线、鼻侧过鼻中线 （4）重复消毒三次（图5-3） （5）接触边缘的消毒棉签不得返回中央涂抹，及时更换棉签 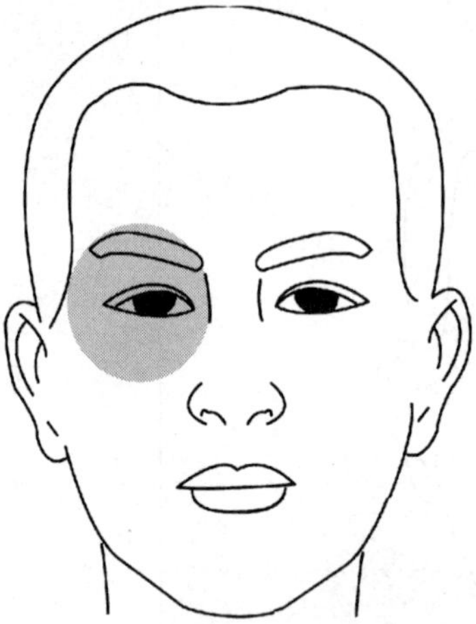 图5-3　消毒眼睑及周围皮肤	• 以免污染已消毒的手术区域
11. 消毒结膜囊　无菌棉签轻轻推开眼睑，避开角膜，将安装在注射器上的静脉留置针套管分别插入上下结膜囊，缓慢注入5%聚维酮碘溶液2~3ml（图5-4） 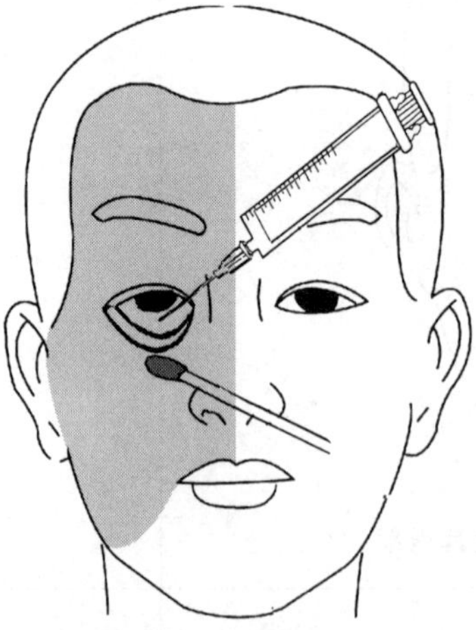 图5-4　消毒结膜囊	• 防止损伤角膜

操作流程	要点与说明
12. 再次核对　与手术医师再次核对眼别及消毒范围	• 确保眼别正确,消毒范围符合要求
13. 整理用物　卫生手消毒,整理用物,眼部消毒包交予专人清洗灭菌,洗手	

【参考文件】

1. 赵家良. 眼科诊疗常规. 北京: 中国医药科技出版社, 2012.
2. 临床护理实践指南. 中华人民共和国卫生部, 2011.

【文件保留】　1 年

【附件】　无

【质控要点】

1. 准备消毒药液前,将 0.4% 奥布卡因滴眼液滴入下眼睑结膜囊内 1~2 滴,滴药后闭合眼睑,使药液弥散,以减轻消毒药液对黏膜的刺激。
2. 消毒手术眼周围皮肤时,顺序以睑裂为中心,从内向外,先颞侧后鼻侧;消毒范围:上至发际、下至鼻唇沟与耳垂连线、颞侧至耳前线、鼻侧过鼻中线。
3. 消毒时棉签及套管避开角膜,防止损伤。
4. 接触边缘的消毒棉签不得返回中央涂抹,及时更换棉签。

【文件交付】

1. 医疗副院长
2. 护理部主任
3. 临床科室主任（麻醉科）
4. 科护士长（所有）
5. 护士长（所有护理单元）

眼科手术部位消毒技术评分标准

科室： 姓名：

项目	总分	技术操作要求	权重				得分	备注
			A	B	C	D		
操作过程	90	卫生手消毒	5	1	0	0		
		三方核查	6	4	2	0		
		再次核对病人	5	4	2	0		
		评估并解释	5	4	2	0		
		准备并检查用物	5	2	1	0		
		手术眼表面麻醉	8	3	1	0		
		抽取消毒药液	8	3	1	0		
		消毒眼睑皮肤	8	1	0	0		
		消毒睫毛及其根部	10	6	2	0		
		消毒眼睑及周围皮肤	10	6	2	0		
		消毒结膜囊	10	6	2	0		
		再次核对	5	2	1	0		
		整理用物	5	1	0	0		
评价	10	操作规范	5	3	1	0		
		动作熟练	5	3	1	0		
总分	100							

主考教师： 考核日期：

六、 仰卧位安置技术

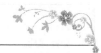

supine position setting technique

【目的与适用范围】

制定本规章与流程的目的是规范护士为手术病人安置仰卧位时应遵循的操作程序，以充分暴露手术部位，预防体位相关并发症。

【规章】 无

【名词释义】 无

【流程】

（一）必需品

手术床、头圈（Ø26cm）、臂托及配套固定夹、圆柱形海绵垫（50cm×10cm）、治疗巾、约束带、棉布单、凝胶垫（按需）、海绵小方垫（30cm×20cm）（按需）、棉垫（按需）、速干手消毒剂。

（二）操作

操作流程	要点与说明
1. 卫生手消毒	
2. 评估病人 （1）年龄、体重 （2）病情、合作程度 （3）手术方式、手术体位 （4）皮肤完整性、肢体活动度	• 操作前评估病人，防止造成损伤
3. 准备并检查用物　卫生手消毒，检查用物 （1）头圈、圆柱形海绵垫、凝胶方垫、凝胶足跟垫及海绵小方垫完好、无破损 （2）固定夹各轴节完好 （3）臂托及固定夹与手术床匹配 （4）棉布单及治疗巾完好、无破损	• 避免因体位垫和各种配件不完整延长体位摆放时间

续表

操作流程	要点与说明
4. 安装臂托 （1）在病人输液侧手术床侧轨安装臂托，铺治疗巾 （2）特殊手术需根据手术部位及医嘱安装臂托，如乳腺癌根治术应在患侧安装臂托，而非输液侧	• 保持输液管路通畅，便于术中给药 • 便于暴露手术部位
5. 放置头圈　在枕部床单下方放置头圈（图 6-1） 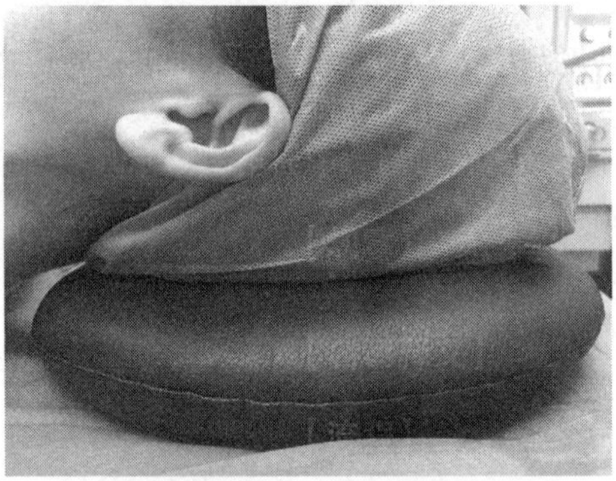 图 6-1　放置头圈	• 将头圈放在床单下方，不与病人直接接触，防止交叉感染并增加舒适感
6. 铺置凝胶垫　预计手术时间较长的压疮高危病人，应在骶尾部铺置凝胶垫（图 6-2） 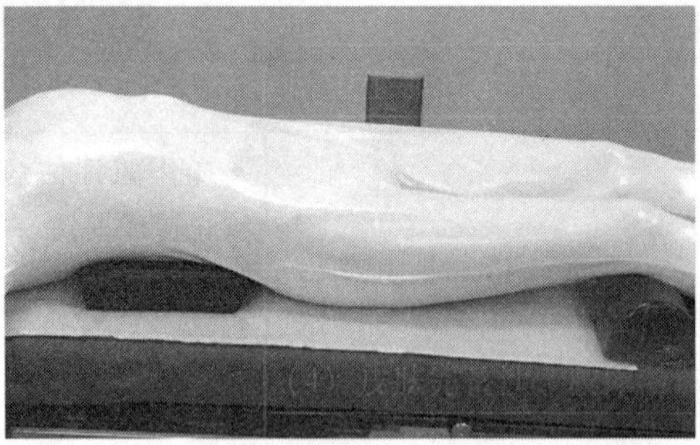 图 6-2　铺置凝胶方垫	• 预防病人发生压疮 • 可在病人从转运床移至手术床之前预先铺置，减少反复移动病人，节力

操作流程	要点与说明
7. 通知麻醉医师摆放体位 （1）移动病人前通知麻醉医师	• 麻醉医师负责对病人麻醉插管、头部的管理，防止移动时气管插管的脱出或颈部损伤
（2）和麻醉医师、手术医师共同将病人安置至手术床上合适位置	• 至少有 2 名医护人员，分别站在手术床两侧，防止坠床，确保安全
8. 垫海绵小方垫　遵医嘱于手术部位床单下方垫海绵小方垫（图 6-3） 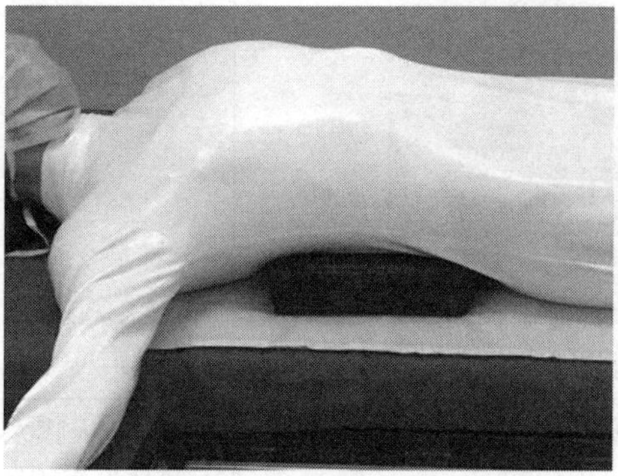 图 6-3　垫海绵小方垫	• 使手术部位充分暴露 • 海绵小方垫不可直接接触病人，防止交叉感染并增加舒适感
9. 安置病人上肢　根据病人上臂位置调节臂托 （1）一侧上肢（多为输液侧）：用治疗巾包裹置于臂托上并固定，肘部可用棉垫保护（图 6-4）	• 手臂外展<90°，远端高于近端，防止臂丛神经损伤 • 保护肘部为避免尺骨鹰嘴处受压，防止尺神经损伤
（2）另一侧上肢：伸直，手心向内，自然放置于同侧躯干旁，用棉布单包裹固定（图 6-5）	• 棉布单包裹上肢，防止术中使用电刀产生异位电流，灼伤病人

操作流程	要点与说明
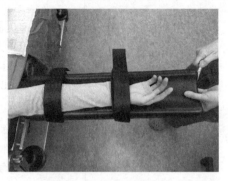图 6-4　安置外展手臂 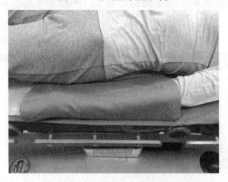图 6-5　安置内收手臂	
10. 安置圆柱形海绵垫　在病人腘窝部床单下方放置圆柱形海绵垫（图 6-6） 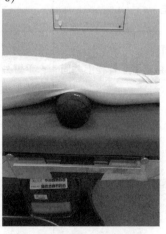图 6-6　安置圆柱形海绵垫	• 防止病人膝关节过伸 • 圆柱形海绵垫不可直接接触病人，防止交叉感染并增加舒适感

操作流程	要点与说明
11. 安置足跟　手术时间较长的压疮高危病人需将凝胶垫垫于病人足跟下（图 6-7） 图 6-7　安置足跟凝胶垫	• 防止足跟压疮
12. 安置约束带　棉布单覆盖病人下肢，约束带固定于病人大腿下 1/3 处	• 防止坠床
13. 整理床单　将床单整理平整、无皱褶	• 预防压疮
14. 注意事项　术中随时观察，防止外展手臂角度超出安全范围，避免臂丛神经损伤	

【参考文件】　无

【文件保留】　1 年

【附件】　无

【质控要点】

1. 根据病人上臂位置调节臂托，一侧上肢（多为输液侧）用治疗巾包裹置于臂托上并固定，手臂外展<90°，远端高于近端，防止臂丛神经损伤。肘部可用棉垫垫起保护，保护肘部为避免尺骨鹰嘴处受压，防止尺神经损伤。

2. 于病人膝关节下方放置圆柱形海绵垫，防止病人膝关节过伸。

3. 将床单整理平整、无皱褶，预防压疮。

【文件交付】

1. 医疗副院长
2. 护理部主任
3. 临床科室主任（麻醉科）
4. 科护士长（所有）
5. 护士长（所有护理单元）

仰卧位安置技术评分标准

科室：　　　　　　　　　　　　　　　　　　　　　　　　姓名：

项目	总分	技术操作要求	权重				得分	备注
			A	B	C	D		
操作过程	90	卫生手消毒	4	3	2	0		
		评估病人	8	6	3	0		
		准备并检查用物	8	6	3	0		
		安装臂托	8	6	3	0		
		放置头圈	4	3	2	0		
		铺置凝胶垫	6	4	2	0		
		通知麻醉医师摆放体位	8	6	3	0		
		垫海绵小方垫	6	4	2	0		
		安置病人上肢	10	6	2	0		
		安置圆柱形海绵垫	6	4	2	0		
		安置足跟	6	4	2	0		
		安置约束带	6	4	2	0		
		整理床单	4	3	2	0		
		检查病人身体不与金属及体位垫直接接触	6	4	2	0		
评价	10	操作动作熟练、节力	4	3	2	0		
		病人安全、舒适	4	3	2	0		
		便于术者操作	2	1	0	0		
总分	100							

主考教师：　　　　　　　　　　　　　　　　　考核日期：

七、 截石位安置技术

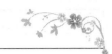

lithotomy position setting technique

【目的与适用范围】

制定本规章与流程的目的是规范护士为手术病人安置截石位时应遵循的操作程序，以充分暴露手术部位，预防体位相关并发症。

【规章】 无

【名词释义】 无

【流程】

（一）必需品

头圈（Ø26cm）、臂托及配套固定夹、弹簧腿架及配套固定夹 2 套、凝胶垫（按需）、治疗巾、棉布单（190cm×85cm）、速干手消毒剂。

（二）操作

操作流程	要点与说明
1. 卫生手消毒	
2. 评估病人 （1）年龄、体重 （2）病情、合作程度 （3）手术方式、手术体位 （4）皮肤完整性、肢体活动度	• 操作前评估病人，防止造成损伤
3. 准备并检查用物 卫生手消毒，检查用物 （1）头圈、弹簧腿架外观完好、无破损 （2）固定夹各轴节完好 （3）弹簧腿架及固定夹与手术床相匹配（图 7-1）	• 避免因体位垫和各种配件不完整延长体位摆放时间

续表

操作流程	要点与说明
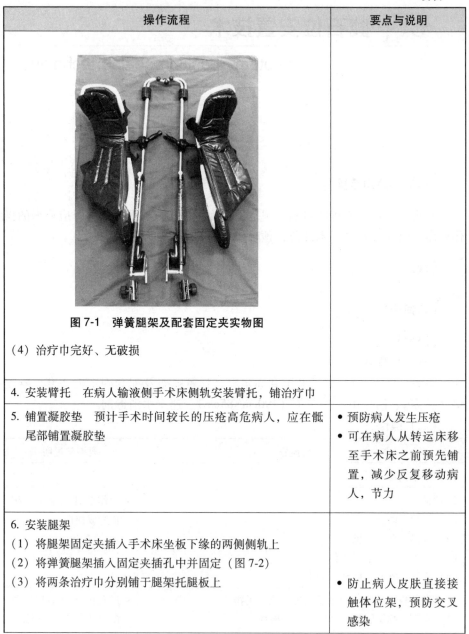 图 7-1　弹簧腿架及配套固定夹实物图 （4）治疗巾完好、无破损	
4. 安装臂托　在病人输液侧手术床侧轨安装臂托，铺治疗巾	
5. 铺置凝胶垫　预计手术时间较长的压疮高危病人，应在骶尾部铺置凝胶垫	• 预防病人发生压疮 • 可在病人从转运床移至手术床之前预先铺置，减少反复移动病人，节力
6. 安装腿架 （1）将腿架固定夹插入手术床坐板下缘的两侧侧轨上 （2）将弹簧腿架插入固定夹插孔中并固定（图 7-2） （3）将两条治疗巾分别铺于腿架托腿板上	• 防止病人皮肤直接接触体位架，预防交叉感染

操作流程	要点与说明

图 7-2　固定腿架

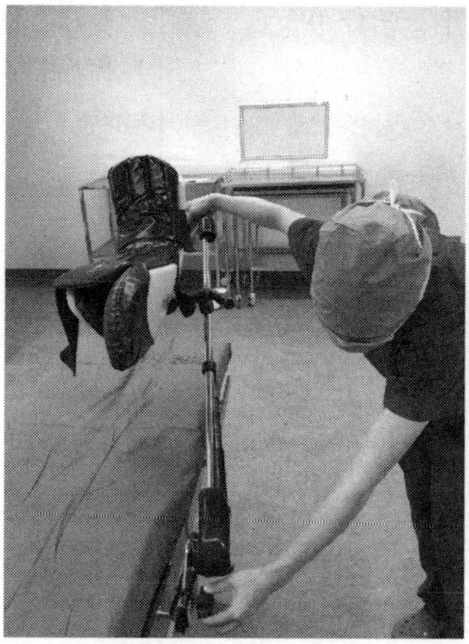

操作流程	要点与说明
7. 通知麻醉医师　移动病人前通知麻醉医师，获得同意后协助手术医师共同安置体位	• 麻醉医师负责对病人麻醉插管、头部的管理，防止移动时气管插管的脱出或颈部损伤
8. 下移病人　将病人臀部移至手术床坐板下缘处	• 便于手术医师术中操作
9. 安置病人上肢 （1）根据病人上臂位置调节臂托，将输液侧手臂用治疗巾包裹置于臂托上并固定，肘部可用棉垫保护	• 手臂外展＜90°，远端高于近端，防止臂丛神经损伤 • 保护肘部为避免尺骨鹰嘴处受压，防止尺神经损伤
（2）将另一侧手臂伸直，手心向内，自然放置于同侧躯干旁，用床单侧翼/治疗巾包裹固定	• 防止术中使用电刀产生异位电流，灼伤病人

49

操作流程	要点与说明
10. 安置病人下肢　根据病人身高调节腿架托腿板的位置，将病人双下肢小腿部分别安置于托腿板上，治疗巾包裹，束腿带固定（图7-3） 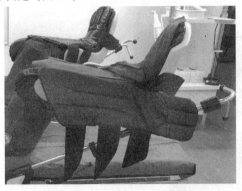 图7-3　安置病人下肢	• 注意避免腓骨小头处受压，防止腓总神经损伤
11. 调节腿架　手握腿架头端扳手调节腿架，使足尖、膝与对侧肩在同一直线上（图7-4） （1）大腿与躯干的角度应≥90° （2）大腿与小腿角度应呈≥90° （3）双下肢之间的角度应≤90° 图7-4　足尖、膝与对侧肩在同一直线上	• 角度过小易使髋关节受损 • 角度过小会使腘窝受压，影响血液循环 • 角度过大易损伤内收肌群
12. 取下/调下手术床腿板	

续表

操作流程	要点与说明
13. 放置头圈　在枕部床单下方放置头圈	• 将头圈放在床单下方，不与病人直接接触
14. 整理床单　将床单整理平整、无皱褶（图7-5） 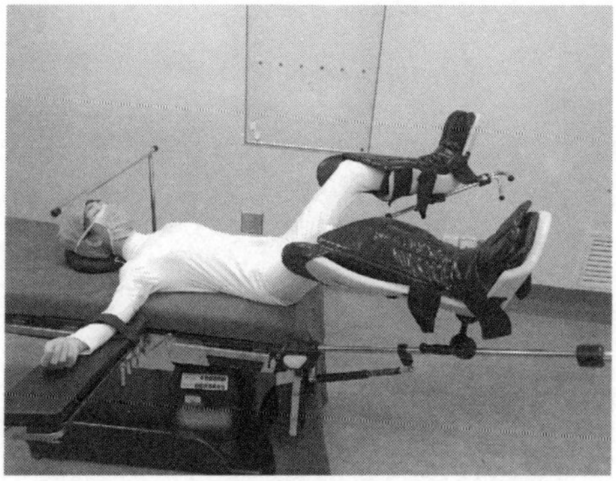 图7-5　截石位	• 预防压疮
15. 注意事项 （1）预计手术时间长、高龄、消瘦、肥胖的病人在腰背部垫凝胶垫 （2）安置体位时动作应轻柔、缓慢 （3）手术中避免病人双腿受压 （4）固定腿架的各个轴节 （5）手术结束后依次放下双腿	 • 避免轴节松脱造成病人腿部损伤 • 防止同时放下双腿引起低血压

【参考文件】　无

【文件保留】　1年

【附件】　无

【质控要点】

1. 将病人臀部移至手术床坐板下缘处，双腿分别安置于腿架上，治疗巾包裹，束腿带固定。

2. 调节托腿架，使足尖、膝与对侧肩在同一直线上，大腿与躯干的角度应呈≥90°，大腿与小腿角度应呈≥90°，双下肢之间的角度应≤90°

3. 根据病人上臂位置调节臂托，将输液侧手臂用治疗巾包裹置于臂托上（外展<90°，远端高于近端）并固定，另一侧手臂伸直，手心向内，自然放置于同侧躯干旁，用床单包裹固定。

【文件交付】

1. 医疗副院长
2. 护理部主任
3. 临床科室主任（麻醉科）
4. 科护士长（所有）
5. 护士长（所有护理单元）

截石位安置技术评分标准

科室：   姓名：

项目	总分	技术操作要求	权重				得分	备注
			A	B	C	D		
操作过程	90	卫生手消毒	4	3	2	0		
		评估病人	8	6	3	0		
		准备并检查用物	8	6	3	0		
		安装臂托	4	3	2	0		
		安装腿架	12	8	4	0		
		通知麻醉医师	6	4	2	0		
		下移病人	4	3	2	0		
		安置病人上肢	8	6	3	0		
		安置病人下肢	6	4	2	0		
		调节腿架	12	8	4	0		
		取下/调下手术床腿板	6	4	2	0		
		放置头圈	2	1	0	0		
		整理床单	4	3	2	0		
		检查病人身体不与金属及体位垫直接接触，必要时铺置凝胶垫	6	4	2	0		

续表

项目	总分	技术操作要求	权重				得分	备注
			A	B	C	D		
评价	10	操作动作熟练、节力	4	3	2	0		
		病人安全、舒适	4	3	2	0		
		便于术者操作	2	1	0	0		
总分	100							

主考教师：　　　　　　　　　　　　　考核日期：

八、 侧卧位安置技术

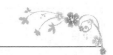

lateral position setting technique

【目的与适用范围】

制定本规章与流程的目的是规范护士为手术病人安置侧卧位时应遵循的操作程序，以充分暴露手术部位，预防体位相关并发症。

【规章】 无

【名词释义】 无

【流程】

（一）必需品

头圈（Ø26cm）、海绵大方垫（50cm×40cm）、海绵小方垫（30cm×20cm）、圆柱形海绵垫（50cm×10cm）、方形沙袋（30cm×20cm）、前后挡板及配套固定夹各1套、臂托、高臂托及配套固定夹各1套、约束带、棉布单（190cm×85cm）、治疗巾、速干手消毒剂。

（二）操作

操作流程	要点与说明
1. 卫生手消毒	
2. 评估病人 （1）年龄、体重 （2）病情、合作程度 （3）手术方式、手术体位 （4）皮肤完整性、肢体活动度	• 操作前评估病人，防止造成损伤
3. 准备并检查用物　卫生手消毒，检查用物 （1）头圈、各式海绵垫及沙袋完好、无破损（图8-1） （2）固定夹各轴节完好 （3）前、后挡板及固定夹与手术床相匹配（图8-2） （4）棉布单及治疗巾完好、无破损	• 避免因体位垫和各种配件不完整延长体位摆放时间

操作流程	要点与说明
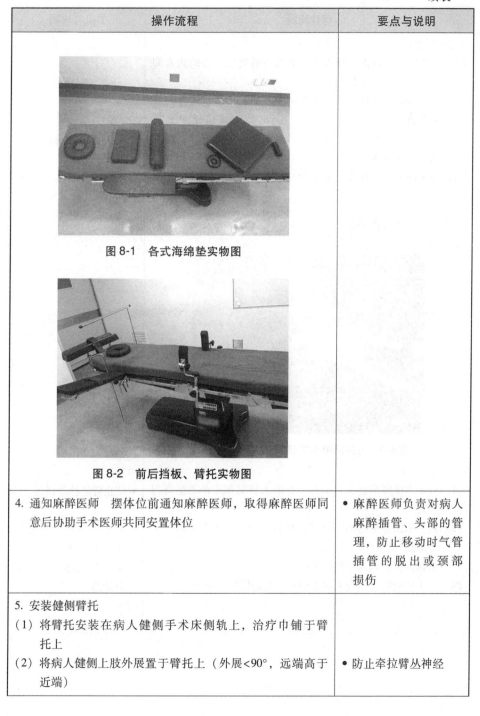 图 8-1　各式海绵垫实物图 图 8-2　前后挡板、臂托实物图	
4. 通知麻醉医师　摆体位前通知麻醉医师，取得麻醉医师同意后协助手术医师共同安置体位	• 麻醉医师负责对病人麻醉插管、头部的管理，防止移动时气管插管的脱出或颈部损伤
5. 安装健侧臂托 （1）将臂托安装在病人健侧手术床侧轨上，治疗巾铺于臂托上 （2）将病人健侧上肢外展置于臂托上（外展<90°，远端高于近端）	• 防止牵拉臂丛神经

55

操作流程	要点与说明
6. 摆放侧卧位 （1）确认麻醉医师保护病人头部和气管插管后，协助病人仰卧屈膝，患侧手臂放于胸前 （2）与手术医师分别站于手术床两侧，同时抬起病人移向患侧床边 （3）一人托起病人肩部、腰部，另一人扶托病人臀部、腘窝部，使其翻转 （4）在头部床单下方放置头圈	• 注意轴向翻身，防止病人脊柱损伤 • 头圈不可直接接触病人，防止交叉感染
7. 放置海绵垫（图8-3） 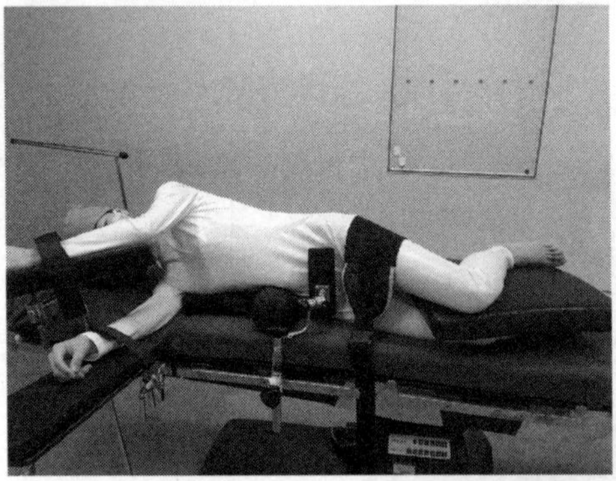 图8-3　放置海绵小方垫和圆柱形海绵垫 （1）待手术医师抬起病人肩部，在病人腋窝部床单下垫海绵小方垫 （2）待手术医师抬起病人腰部，在病人腰部床单下垫圆柱形海绵垫 （3）确认并保护病人呈侧卧位状态 （4）手术时间较长的病人可使用凝胶侧卧位垫（图8-4）	• 防止臂丛神经损伤 • 各式海绵垫均不可直接接触病人，垫床单防止交叉感染并增加舒适感

操作流程	要点与说明
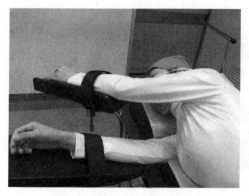 图 8-4　使用凝胶侧卧位垫	
8. 安装前挡板　在平耻骨联合处安装前挡板，将方形沙袋置于挡板与耻骨联合之间并前后贴合紧密，将前挡板固定夹关节固定牢固（图 8-5） 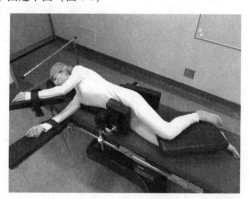 图 8-5　安装前挡板	• 避免挤压男性病人外生殖器 • 避免尿管受压 • 方形沙袋及前挡板不可直接接触病人皮肤，垫床单防止交叉感染并增加舒适感
9. 安装后挡板　在平骶尾部安装后挡板，将海绵小方垫垫于挡板与骶尾部之间，挤压挡板使之与病人骶尾部贴合紧密，将后挡板固定夹关节固定牢固（图 8-6）	• 海绵小方垫及后挡板不可直接接触病人皮肤，垫床单防止交叉感染并增加舒适感

续表

操作流程	要点与说明
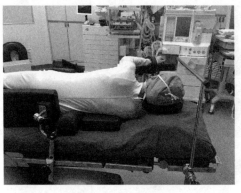 图 8-6　安装后挡板	
10. 安装高臂托　在健侧齐肩峰部安装高臂托，治疗巾铺于高臂托上，将患侧上肢置于高臂托上，使上肢外展、上举≤90°，肘关节呈钝角。治疗巾包裹上、下手臂并固定	● 防止牵拉臂丛神经 ● 要求健侧肢体远端关节高于近端关节，患侧肢体远端关节低于近端关节，两手呈"抱球状"，符合生理状态
11. 固定下肢（图 8-7） （1）根据手术需求安置下肢体位，两腿之间垫海绵大方垫 1）开胸手术上侧下肢屈曲，下侧下肢伸直 2）肾部手术上侧下肢伸直，下侧下肢屈曲 （2）棉布单覆盖病人下肢，约束带固定于病人大腿下 1/3 处 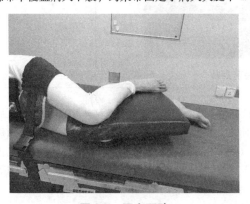 图 8-7　固定下肢	● 健侧下肢外膝、外踝处放置软垫加以保护，防止压疮

续表

操作流程	要点与说明
12. 调整头圈　调整头圈高度，使病人头颈脊柱位于一条直线上（图 8-8）	• 检查眼睛、耳朵切勿受压，防止损伤

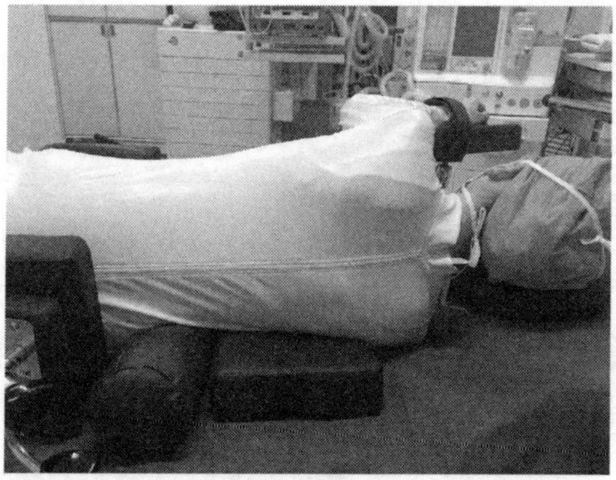

图 8-8　使病人头颈脊柱位于一条直线上

操作流程	要点与说明
13. 整理床单　将床单整理平整、无皱褶	• 预防压疮
14. 注意事项 （1）为男性病人安置前挡板时，注意防止外生殖器或尿管受压 （2）注意保护眼睛及受压部位皮肤 （3）体位垫不可直接接触病人皮肤	

【参考文件】　无

【文件保留】　1 年

【附件】　无

【质控要点】

1. 在平耻骨联合处安装前挡板，将沙袋置于挡板与耻骨联合之间并前后贴合紧密，将前挡板固定夹关节固定牢固。

2. 在平骶尾部安装后挡板，将海绵小方垫垫于挡板与骶尾部之间，挤压挡板使之与病人骶尾部贴合紧密，将后挡板固定夹关节固定牢固。

3. 在健侧齐肩峰部安装高臂托，治疗巾铺于高臂托上，将患侧上肢置于高臂托上，使上肢外展、上举≤90°，肘关节呈钝角。治疗巾包裹上、下手臂并固定。

【文件交付】

1. 医疗副院长
2. 护理部主任
3. 临床科室主任（麻醉科）
4. 科护士长（所有）
5. 护士长（所有护理单元）

侧卧位安置技术评分标准

科室：　　　　　　　　　　　　　　　　　　　　　　　　　姓名：

项目	总分	技术操作要求	权重				得分	备注
			A	B	C	D		
操作过程	90	卫生手消毒	4	3	2	0		
		评估病人	8	6	3	0		
		准备并检查用物	8	6	3	0		
		通知麻醉医师	4	3	2	0		
		安装健侧臂托	6	4	2	0		
		摆放侧卧位	8	6	3	0		
		放置海绵垫	12	8	4	0		
		安装前挡板	6	4	2	0		
		安装后挡板	6	4	2	0		
		安装高臂托	8	6	3	0		
		固定下肢	8	6	3	0		
		调整头圈	2	1	0	0		
		整理床单	4	3	2	0		
		检查病人身体不与金属及体位垫直接接触	6	4	2	0		
评价	10	操作动作熟练、节力	4	3	2	0		
		病人安全、舒适	4	3	2	0		
		便于术者操作	2	1	0	0		
总分	100							

主考教师：　　　　　　　　　　　　　　　　　　考核日期：

九、 俯卧位安置技术

prone position setting technique
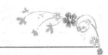

【目的与适用范围】

制定本规章与流程的目的是规范护士为手术病人安置俯卧位时应遵循的操作程序，以充分暴露手术部位，预防体位相关并发症。

【规章】 无

【名词释义】 无

【流程】

（一）必需品

手术床、俯卧位凝胶头枕、U 形垫、凝胶小垫 2 个、半圆形海绵垫、半圆形凝胶垫（按需）、臂托及配套固定夹 2 套、治疗巾 2 条、约束带、棉布单（190cm×85cm）、棉垫（按需）、速干手消毒剂。

（二）操作

操作流程	要点与说明
1. 卫生手消毒	
2. 评估病人 （1）年龄、体重 （2）病情、合作程度 （3）手术方式、手术体位 （4）皮肤完整性、肢体活动度	• 操作前评估病人，防止造成损伤
3. 准备并检查用物 卫生手消毒，检查用物 （1）俯卧位凝胶头枕、U 形垫、凝胶小垫、半圆形海绵垫完好、无破损（图 9-1） （2）固定夹各轴节完好 （3）臂托及固定夹与手术床匹配 （4）棉布单及治疗巾完好、无破损	• 避免因体位垫和各种配件不完整延长体位摆放时间

操作流程	要点与说明
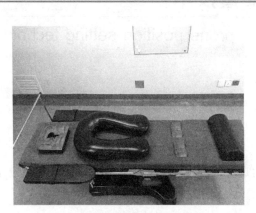图 9-1　俯卧位体位垫实物图	
4. 放置俯卧位体位垫 （1）面部位置摆放凝胶头枕 （2）胸腹部摆放 U 形垫，U 形口朝向足侧，上铺棉布单 （3）双膝部各摆放一个凝胶小垫 （4）双踝部放置半圆形海绵垫，手术时间较长的病人放置半圆形凝胶垫（图 9-2） 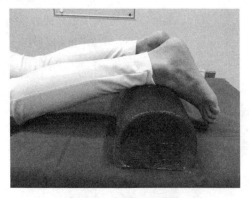图 9-2　半圆形凝胶垫	• 防止面部及眼睛受压 • 凝胶头枕与 U 形垫之间必须留有约病人颈部长度的空隙，保持颈部正常生理弯曲 • 防止女性乳房/男性会阴部受压 • 减轻髌骨受压 • 防止足尖受压 • 半圆形海绵垫不可直接接触病人，垫床单防止交叉感染并增加舒适感

操作流程	要点与说明
5. 调节平车高度　调节手术床或平车的高度，使得 U 形垫表面与病人背部在同一平面上	• 符合节力原则
6. 靠紧手术床　病人平卧于平车上，放下平车两侧床档并与手术床平行靠紧，固定平车	• 防止病人翻身时因平车移动造成坠床
7. 通知麻醉医师　移动病人前通知麻醉医师，获得同意后方可协助手术医师共同安置体位	• 麻醉医师负责对病人麻醉插管、头部的管理，防止移动时气管插管的脱出或颈部损伤
8. 准备翻转病人　确认麻醉医师保护病人头部和气管插管后，将病人手臂置于躯体两侧	• 防止翻转病人时其手部受压
9. 共同翻转病人　与手术医师分别站于手术床和平车两侧，平车侧人员托起病人背部、臀部翻转病人，手术床侧人员扶托病人肩部和髂部，使病人俯卧于摆放好的体位垫上（图 9-3） 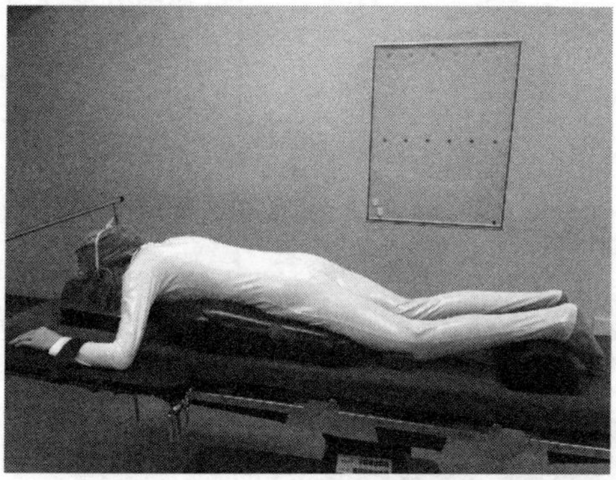 图 9-3　俯卧于摆放好的体位垫上	• 注意轴向翻身，以防脊柱损伤
10. 安置病人头部　将气管插管置于凝胶头枕的管槽内，口、鼻、眼部置于空槽内（图 9-4）	• 注意病人口、鼻、眼部防止受压

操作流程	要点与说明
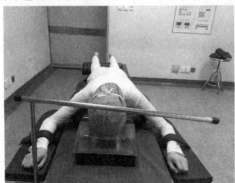 图9-4 安置病人头部	
11. 安置病人上肢（图9-5） （1）在手术床头板两侧安装臂托，铺治疗巾 （2）将病人双上肢分别置于两侧臂托上，肘部可用棉垫垫起保护 （3）治疗巾包裹两侧手臂并固定 图9-5 安置病人上肢	• 上肢外展<90°，远端低于近端，防止臂丛神经损伤 • 保护肘部为避免尺骨鹰嘴处受压，防止桡神经损伤 • 治疗巾包裹上肢，防止术中使用电刀产生异位电流，灼伤病人

续表

操作流程	要点与说明
12. 安置约束带　棉布单覆盖病人下肢，约束带固定于病人大腿下 1/3 处（图 9-6） **图 9-6　俯卧位**	• 防止坠床
13. 整理床单　将床单整理平整、无皱褶	• 预防压疮
14. 注意事项 （1）调整 U 形垫的位置及 U 形垫上棉布单的松紧度	• 棉布单不宜绷紧，防止避免男性病人会阴部及尿管和女性病人乳房部位受压
（2）随时观察病人面部	• 避免眼睛受压

【参考文件】　无

【文件保留】　1 年

【附件】　无

【质控要点】

1. 放置俯卧位体位垫，面部位置摆放凝胶头枕，胸腹部摆放 U 形垫，U 形口朝向足侧，上铺棉布单，双膝部各摆放一个凝胶小垫，双踝部放置半圆形海绵垫。

2. 安装臂托，在手术床头两侧安装臂托，铺治疗巾，将病人双上肢分别置于两侧臂托上，治疗巾包裹两侧手臂并固定，肘部可用棉垫垫起保护。

3. 调整 U 形垫的位置及 U 形垫上床单的松紧度，随时观察病人面部。

【文件交付】

1. 医疗副院长
2. 护理部主任
3. 临床科室主任（麻醉科）
4. 科护士长（所有）
5. 护士长（所有护理单元）

俯卧位安置技术评分标准

科室：   姓名：

项目	总分	技术操作要求	权重				得分	备注
			A	B	C	D		
操作过程	90	卫生手消毒	4	3	2	0		
		评估病人	8	6	3	0		
		准备并检查用物	8	6	3	0		
		放置俯卧位体位垫	12	8	4	0		
		调节平车高度	6	4	2	0		
		紧靠手术床	6	4	2	0		
		通知麻醉医师	4	3	2	0		
		准备翻转病人	4	3	2	0		
		共同翻转病人	8	6	3	0		
		安置病人头部	8	6	3	0		
		安置病人上肢	8	6	3	0		
		安置约束带	4	3	2	0		
		整理床单	4	3	2	0		
		检查病人身体不与金属及体位垫直接接触	6	4	2	0		
评价	10	操作动作熟练、节力	4	3	2	0		
		病人安全、舒适	4	3	2	0		
		便于术者操作	2	1	0	0		
总分	100							

主考教师：   考核日期：

十、 骨科牵引位安置技术

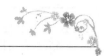

traction position setting technique

【目的与适用范围】

制定本规章与流程的目的是规范护士为手术病人安置骨科牵引位时应遵循的操作程序，以充分暴露手术部位，预防体位相关并发症。

【规章】 无

【名词释义】 无

【流程】

（一）必需品

手术床、头圈（Ø26cm）、海绵垫数个、凝胶垫（规格按需）、头架及配套固定夹1套、骨科牵引架、圆形会阴柱、棉布单（190cm×85cm）、治疗巾、棉垫（按需）、速干手消毒剂。

（二）操作

操作流程	要点与说明
1. 卫生手消毒	
2. 评估病人 （1）年龄、体重 （2）病情、合作程度 （3）手术方式、手术体位 （4）皮肤完整性、肢体活动度	• 操作前评估病人，防止造成损伤

续表

操作流程	要点与说明
3. 准备并检查用物　卫生手消毒，检查用物 （1）头圈、各式海绵垫完好、无破损 （2）固定夹各轴节完好，与手术床相匹配 （3）牵引架各部件完整，与手术床相匹配 （4）棉布单及治疗巾完好、无破损	• 避免因体位垫和各种配件不完整延长体位摆放时间
4. 通知麻醉医师　摆体位前通知麻醉医师，取得麻醉医师同意后协助手术医师共同安置体位	• 麻醉医师负责对病人麻醉插管、头部的管理，防止移动时气管插管的脱出或颈部损伤
5. 安装骨科牵引架 （1）将病人尽量向上移至手术床头侧，移除手术床腿板 （2）调节手术床高度使其与牵引架卡槽位置高度一致，将手术床与牵引架匹配对接后，继续升高手术床，直至将牵引架托起，将牵引架推车移开 （3）锁定牵引架锁定装置	
6. 安装会阴柱 （1）在牵引架上安装圆形会阴柱，并用凝胶垫/海绵垫保护，凝胶垫/海绵垫外用治疗巾包裹 （2）骶尾部垫凝胶垫	• 预防会阴部受压 • 圆形会阴柱不可直接接触病人，防止交叉感染 • 预防术中骶尾部压疮
7. 平移病人　确认麻醉医师保护病人头部和气管插管后，和手术医师一起将病人向床尾平移，双腿分开，直至会阴部抵住圆形会阴柱，检查会阴部情况	• 检查会阴部，防止受压
8. 放置头圈　在头部床单下方放置头圈	• 将头圈放在床单下方，防止交叉感染并增加舒适感
9. 安置上肢 （1）与患侧下肢同侧的上肢：以治疗巾包裹，悬吊固定于头架上或屈曲置于腹部，绷带固定	• 避免与患侧下肢同侧的上肢置于体侧而影响手术操作

操作流程	要点与说明
（2）与健侧下肢同侧的上肢：伸直，手心向内，自然放置于同侧躯干旁，用棉布单包裹固定或用治疗巾包裹置于臂托上并固定，肘部可用棉垫垫起保护	• 若置于臂托上，使手臂外展<90°，远端高于近端，防止臂丛神经损伤 • 肘部垫棉垫为避免尺骨鹰嘴处受压，防止尺神经损伤 • 棉布单包裹上肢，防止术中使用电刀产生异位电流，灼伤病人
10. 安置患侧下肢 （1）棉垫包裹足踝部，足部放于足踝固定托上，扣紧固定带，必要时绷带缠绕加固 （2）遵医嘱调整牵引杆 （3）遵医嘱将患肢摆放在合适的牵引体位后固定牵引架各轴节（图10-1，图10-2，图10-3） 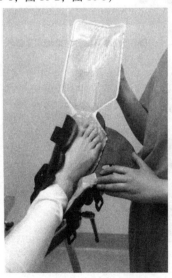 图10-1　足部约束及保护1	• 绷带张力适中，避免造成皮肤压迫 • 纠正旋转移位，恢复力线 • 两腿的支撑固定主要依靠牵引架足部的力量，因此足部承受压力比较大，必须给予稳妥地保护和固定 • 以防止过度牵拉坐骨神经造成损伤

续表

操作流程	要点与说明
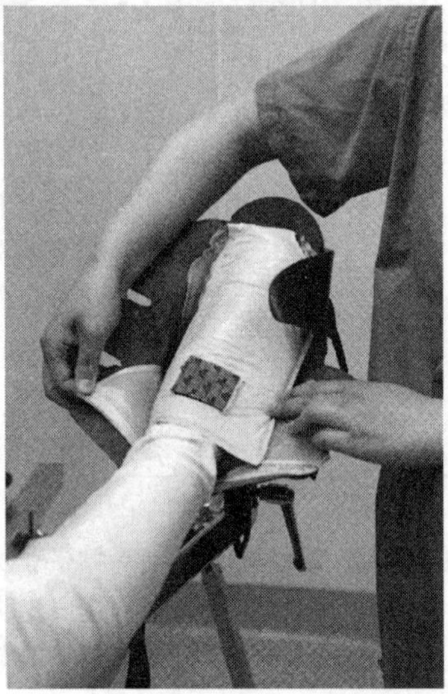 图 10-2　足部约束及保护 2 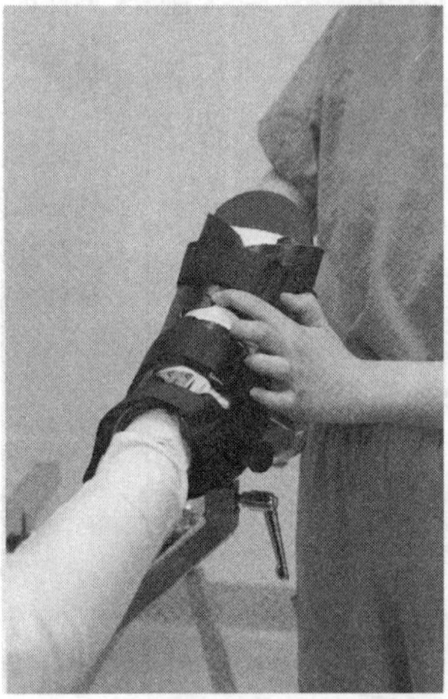 图 10-3　足部约束及保护 3	
11. 安置健侧下肢　棉垫包裹足踝部并固定于足踝固定托上，调整位置，使健侧下肢屈髋、屈膝、外展，固定各个轴节	• 健侧下肢外展外旋，避免影响术中 X 线透视

操作流程	要点与说明
12. 整理床单　将床单整理平整、无皱褶（图10-4） 图10-4　牵引位	• 预防压疮
13. 摆放C形臂　将C形臂主机推至患侧下肢部位，遵医嘱调整高度，旋转机头位置	• 确保满足术中正侧位透视要求
14. 注意事项 （1）为男性病人安置会阴柱时，注意防止外生殖器或尿管受压 （2）术中密切观察健侧下肢，避免移位导致过度外展外旋	• 长时间过度外展外旋会导致股内收肌损伤

【参考文件】

周力，吴欣娟. 安全手术体位图谱. 北京：人民卫生出版社，2011.

【文件保留】　1年

【附件】　无

【质控要点】

1. 为男性病人安置会阴柱时，注意防止外生殖器或尿管受压。

2. 术中密切观察健侧下肢，避免移位导致过度外展外旋，长时间过度外展外旋会导致股内收肌损伤。

【文件交付】

1. 医疗副院长

2. 护理部主任

3. 临床科室主任（麻醉科）

4. 科护士长（所有）

5. 护士长（所有护理单元）

骨科牵引位安置技术评分标准

科室：　　　　　　　　　　　　　　　　　　　　　　　　　姓名：

项目	总分	技术操作要求	权重				得分	备注
			A	B	C	D		
操作过程	90	卫生手消毒	4	3	2	0		
		评估病人	8	6	3	0		
		准备并检查用物	8	6	3	0		
		通知麻醉医师	4	3	2	0		
		安装骨科牵引架	10	6	2	0		
		安装会阴柱	6	4	2	0		
		平移病人	8	6	3	0		
		放置头圈	2	1	0	0		
		安置上肢	8	6	3	0		
		安置患侧下肢	12	8	4	0		
		安置健侧下肢	6	4	2	0		
		整理床单	4	3	2	0		
		摆放C形臂	4	3	2	0		
		检查病人身体不与金属及体位垫直接接触	6	4	2	0		
评价	10	操作动作熟练、节力	4	3	2	0		
		病人安全、舒适	4	3	2	0		
		便于术者操作	2	1	0	0		
总分	100							

主考教师：　　　　　　　　　　　　　　　　　考核日期：

十一、 沙滩椅位安置技术

beach-chair position setting technique

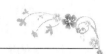

【目的与适用范围】

制定本规章与流程的目的是规范护士为手术病人安置沙滩椅位时应遵循的操作程序，以充分暴露手术部位，预防体位相关并发症。

【规章】 无

【名词释义】 无

【流程】

（一）必需品

手术床（带肩板）、沙滩椅体位架、圆柱形海绵垫（50cm×10cm）、海绵方垫（50cm×30cm）、海绵垫（规格按需）、约束带、棉布单（190cm×85cm）、治疗巾、速干手消毒剂。

（二）操作

操作流程	要点与说明
1. 卫生手消毒	
2. 评估病人 （1）年龄、体重 （2）病情、合作程度 （3）手术方式、手术体位 （4）皮肤完整性、肢体活动度	• 操作前评估病人，防止造成损伤

操作流程	要点与说明
3. 准备并检查用物　卫生手消毒，检查用物 （1）手术床带肩板并处于备用状态（图11-1） 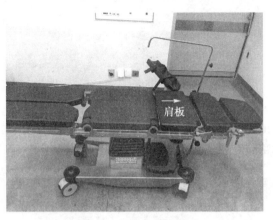 图11-1　手术床（带肩板） （2）各式海绵垫完好、无破损 （3）沙滩椅体位架（图11-2）及其固定夹各轴节完好，与手术床相匹配 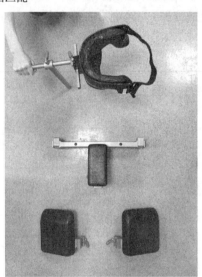 图11-2　沙滩椅体位架 （4）棉布单及治疗巾完好、无破损	• 避免因体位垫和各种配件不完整延长体位摆放时间

操作流程	要点与说明
4. 通知麻醉医师　摆体位前通知麻醉医师，取得麻醉医师同意后协助手术医师共同安置体位	• 麻醉医师负责对病人麻醉插管、头部的管理，防止移动时气管插管的脱出或颈部损伤
5. 平移病人　确认麻醉医师保护病人头部和气管插管后，和手术医师一起将病人向床尾平移，空出手术床头板和肩板	
6. 准备手术床　卸下手术床头板和肩板	
7. 安装沙滩椅体位架 （1）将沙滩椅体位架安装在手术床背板上 （2）根据手术部位选择安装健侧肩部支撑平台（图11-3） 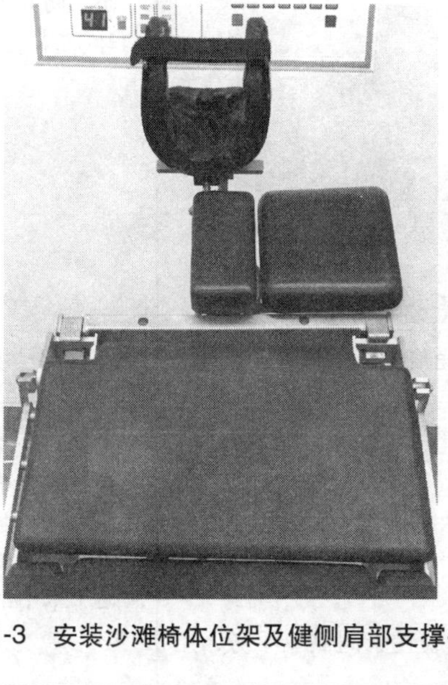 图11-3　安装沙滩椅体位架及健侧肩部支撑平台	
8. 手臂置于胸前　确认麻醉医师保护病人头部和气管插管后，协助病人仰卧，手臂放于胸前	• 防止气管插管脱出和颈椎损伤
9. 将病人移向床头　与手术医师分别站于手术床两侧，同时抬起床单将病人移向床头	

续表

操作流程	要点与说明
10. 调整固定头托　托起病人头部置于头托中，调整头托高度，使头、颈和脊柱在一条直线上，固定头托	• 注意保护病人头部和颈部，防止病人脊柱损伤
11. 固定头部　前额垫棉垫后收紧头托约束带固定头部，松紧适宜	• 检查病人耳廓未受压 • 避免损伤额面部皮肤 • 检查病人眼睛未受压
12. 调整位置　调整手术床背板、坐板和腿板角度（图 11-4） （1）将背板折起约 45° （2）将床整体头低脚高约 10° 使坐板略向上倾斜 （3）降低腿板使之与地面平行 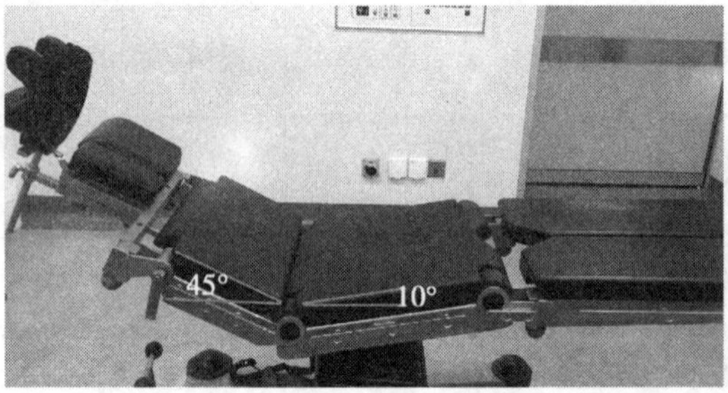 图 11-4　沙滩椅位角度图	• 根据手术病人的体型和手术需求遵医嘱调节背板角度 • 防止术中病人身体向下移位 • 使膝关节处于放松状态，防止过度牵拉神经、肌肉
13. 垫体位垫　必要时腰背部、骶尾部、膝关节下垫体位垫	• 根据病人体型、身高补充体位垫
14. 安置上肢 （1）将患侧上肢置于可活动状态 （2）健侧上肢伸直，手心向内，自然放置于同侧躯干旁，用棉布单包裹固定	• 便于术中活动肩关节

操作流程	要点与说明
（3）胸部垫棉布单，约束带在病人胸部中段固定（图11-5） 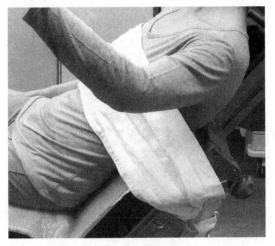 图 11-5　固定胸部中段	• 固定牢靠，避免术中病人异常移动而导致坠床、气管插管移位或颈椎损伤
15. 整理床单　将床单整理平整、无皱褶（图11-6） 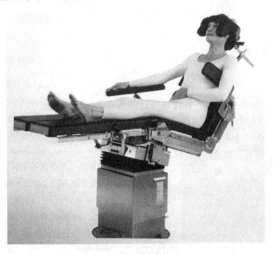 图 11-6　沙滩椅位	• 预防压疮
16. 注意事项 （1）检查病人身体不与金属及体位垫直接接触 （2）手术结束后将病人平稳缓慢地恢复平卧位	• 避免交叉感染 • 避免快速改变体位引起循环功能异常

【参考文件】

周力，吴欣娟. 安全手术体位图谱. 北京：人民卫生出版社，2011.

【文件保留】　1 年

【附件】　无

【质控要点】

1. 移动病人时，确认麻醉医师保护病人头颈部和气管插管，防止气管插管脱出和颈椎损伤。

2. 安置病人头部，调整头托高度，使头、颈和脊柱在一条直线上，注意保护病人头部和颈部，防止病人脊柱损伤，并检查耳廓未受压。

3. 前额垫棉垫后收紧头托约束带固定头部，松紧适宜，避免损伤额面部皮肤，并检查病人眼睛未受压。

【文件交付】

1. 医疗副院长
2. 护理部主任
3. 临床科室主任（麻醉科）
4. 科护士长（所有）
5. 护士长（所有护理单元）

沙滩椅位安置技术评分标准

科室：　　　　　　　　　　　　　　　　　　　　　　　　　　姓名：

项目	总分	技术操作要求	权重				得分	备注
			A	B	C	D		
操作过程	90	卫生手消毒	4	3	2	0		
		评估病人	8	6	3	0		
		准备并检查用物	8	6	3	0		
		通知麻醉医师	4	3	2	0		
		平移病人	4	3	2	0		
		准备手术床	6	4	2	0		
		安装沙滩椅体位架	8	6	3	0		

项目	总分	技术操作要求	权重				得分	备注
			A	B	C	D		
操作过程	90	手臂置于胸前	4	3	2	0		
		将病人移向床头	4	3	2	0		
		调整固定头托	6	4	2	0		
		固定头部	6	4	2	0		
		调整位置	6	4	2	0		
		垫体位垫	4	3	2	0		
		安置上肢	8	6	3	0		
		整理床单	4	3	2	0		
		检查病人身体不与金属及体位垫直接接触	6	4	2	0		
评价	10	操作动作熟练、节力	4	3	2	0		
		病人安全、舒适	4	3	2	0		
		便于术者操作	2	1	0	0		
总分	100							

主考教师：　　　　　　　　　　　　考核日期：

十二、 面罩通气技术

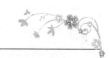

mask ventilation technique

【目的与适用范围】

制定本规章与流程的目的是规范护士为病人进行面罩通气时应遵循的操作程序，以保证病人摄入足够的氧气，维持血氧饱和度。

【规章】 无

【名词释义】 无

【流程】

（一）必需品

麻醉机、麻醉通气面罩、一次性麻醉机使用呼吸回路、通气球囊、口咽通气道/鼻咽通气道、面罩固定头带（按需）、医用胶带、速干手消毒剂、医疗垃圾桶、生活垃圾桶。

（二）操作

操作流程	要点与说明
1. 洗手，戴口罩	
2. 核对病人　清醒病人请病人说出姓名、床号、过敏史，护士复述病人姓名、床号，核对腕带信息；麻醉未清醒的病人双人核对腕带信息	• 保证病人正确
3. 评估 （1）病人的病情、意识、生命体征、脉搏血氧饱和度、呼吸末二氧化碳分压 （2）评估困难面罩通气相关危险因素 1）男性 2）肥胖 3）无牙	• 保证病人安全

续表

操作流程	要点与说明
4）下颌前伸能力受限 5）颌面部解剖异常等	
4. 准备并检查用物 （1）麻醉机开机自检处于备用状态 （2）一次性物品外包装无破损，在有效期内 （3）选择型号合适的面罩，将一次性麻醉机使用呼吸管路接口与面罩通气口连接 （4）面罩固定带（按需）	• 使面罩与病人的面部形成一个紧密空间
5. 打开麻醉机调至手控通气模式	
6. 面罩通气的方法 （1）单手抬颏法 1）单手将麻醉通气面罩紧贴病人面部 2）用 EC 手法抬颏，病人头后仰 3）另一手挤压通气球囊	• 适用于单人操作 • 适用于无面罩通气困难的病人 • 防止眼球压迫 • 医用胶带贴好病人的眼睛，防止角膜擦伤 • EC 手法是指在单手抬颏法进行面罩通气时拇指和食指环绕成"C"形；中指、无名指、小指呈"E"形
（2）双手托下颌法 1）站在患者头侧 2）双手紧握下颌的上升支，用力向前向上推 3）双手扣麻醉通气面罩 4）另一名护士挤压通气球囊 5）通气时间长可使用面罩固定头带	• 适用于双人操作 • 着力点在耳垂下方，医用胶带贴好病人的眼睛，防止角膜擦伤
7. 操作中观察 （1）胸腹部起伏 （2）潮气量 （3）呼吸音 （4）生命体征 （5）经皮脉搏氧饱和度 （6）呼吸末二氧化碳分压	

续表

操作流程	要点与说明
8. 整理用物　卫生手消毒，整理用物，洗手	
9. 记录　将病人的生命体征、脉搏血氧饱和度、呼吸末二氧化碳分压记录麻醉恢复室记录单（附件1）上	
10. 注意事项 通气不良的病人使用双手托下颌法，或者采用口咽通气道置入技术后采用单手抬颏法进行面罩通气	

【参考文件】

邓小明，姚尚龙，于布为. 现代麻醉学. 北京：人民卫生出版社，2014.

【文件保留】　1年

【附件】

附件1　麻醉恢复室记录单

【质控要点】

1. EC手法是指在单手抬颏法进行面罩通气时拇指和食指环绕成"C"形；中指、无名指、小指呈"E"形。
2. 麻醉通气面罩应放在鼻梁上，防止眼球压迫。

【文件交付】

1. 医疗副院长
2. 护理部主任
3. 临床科室主任（麻醉科）
4. 科护士长（所有）
5. 护士长（所有护理单元）

面罩通气技术评分标准

科室：   姓名：

项目	总分	技术操作要求	权重				得分	备注
			A	B	C	D		
操作过程	90	洗手，戴口罩	2	1	0	0		
		核对病人	4	3	2	0		
		解释并评估	10	6	2	0		
		准备并检查用物	6	4	2	0		
		打开麻醉机	4	3	2	0		
		调麻醉机处于手控通气模式	4	3	2	0		
		体位	6	4	2	0		
		面罩通气方法	12	8	4	0		
		挤压通气球囊手法	8	6	3	0		
		面罩紧贴面部	4	3	2	0		
		眼睛保护	6	4	2	0		
		通气有效	8	6	3	0		
		操作中观察	6	4	2	0		
		操作后处理	4	3	2	0		
		整理用物	2	1	0	0		
		观察并记录	4	3	2	0		
评价	10	操作动作熟练、节力	10	6	2	0		
总分	100							

主考教师：   考核日期：

十三、 麻醉机使用技术

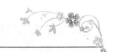

using technique of anaesthesia machine

【目的与适用范围】

制定本规章与流程的目的是规范护士使用麻醉机时应遵循的操作程序，以保证为病人提供正确的机械通气。

【规章】 无

【名词释义】 无

【流程】

（一）必需品

麻醉机、一次性麻醉机使用呼吸管路、一次性使用热湿交换过滤器、一次性使用回路内麻醉废气吸附器、二氧化碳吸收剂（钠石灰）（按需）、模拟肺、速干手消毒剂、医疗垃圾桶、生活垃圾桶。

（二）操作

操作流程	要点与说明
1. 洗手，戴口罩	
2. 检查麻醉机 （1）检查麻醉机电源连接完好 （2）检查氧气管路、压缩空气管路与设备带气源口颜色相符并插好 （3）检查废气排出管路插头与相应插座连接完好，管路无扭曲打折 （4）检查麻醉气体蒸发器与麻醉机锁紧，麻醉药充足 （5）检查二氧化碳吸收罐与麻醉机连接紧密，罐内二氧化碳吸收剂（钠石灰）的颜色1/3以上变为蓝紫色时，更换吸收剂 （6）检查积水杯无积水，与麻醉机连接紧密	• 避免高碳酸血症的发生

操作流程	要点与说明
3. 准备并检查用物　检查一次性无菌物品外包装完整，在有效期内	
4. 安装麻醉机管路 （1）送气管路与麻醉机输气口连接 （2）回气管路连接一次性回路内吸附器后，再与麻醉机进气口连接 （3）连接废气排出系统的输气管 （4）封堵呼吸管路 Y 形接头 （5）连接储气囊	• 麻醉机呼吸管路为一次性使用，一人一换
5. 麻醉机检测 （1）残气清除系统 1）确保废气排出系统与可调压力限制阀和麻醉机的释放阀准确连接 2）打开可调压力限制阀，堵住 Y 形接头钮 3）按快速充氧钮，储气囊能充分膨胀，回路内压力<10cmH$_2$O （2）回路系统 1）关闭全部气流 2）关闭可调压力限制阀，堵住 Y 形接头 3）快速充氧，回路内压力至 30cmH$_2$O 4）压力维持至少 10 秒 5）打开可调压力限制阀，压力随之下降 （3）开启自动通气模式，快速充氧至风箱充盈，降低氧流量至最小，观察风箱在吸气期能输出相应的潮气量，呼气末风箱能回复到底端位置	• 确保残气系统的储气囊完全萎缩 • 进行回路系统泄漏监测，确保麻醉机正常运行
6. 常用模式设定 （1）自动通气模式 1）容量控制 2）压力控制 3）压力支持 4）容量同步间歇指令通气 （2）手动通气模式	

操作流程	要点与说明
7. 常用参数设定 （1）潮气量 8~12ml/kg （2）呼气末正压 3~5cmH$_2$O （3）呼吸频率 12 次/分 （4）吸入氧浓度 40%~60%	
8. 报警设定 （1）气道压力：上限 50cmH$_2$O （2）呼吸频率：下限 8 次/分，上限 30 次/分 （3）分钟通气量：下限 3L/min，上限 15L/min （4）窒息报警时间：15 秒	• 正确设置报警界限，便于观察麻醉机的异常报警
9. 启动通气　观察模拟肺起伏情况及呼吸机运行情况，注意有无异常报警	• 确保呼吸机管路的密闭性
10. 连接病人　确认麻醉机运行正常后，撤下模拟肺，将呼吸管路与病人的人工气道正确连接	• 避免麻醉机工作异常导致病人肺部受损
11. 观察病情　观察病人的生命体征、脉搏血氧饱和度、潮气量、呼吸频率、自主呼吸情况	
12. 记录观察内容　将麻醉机参数、气管插管深度、生命体征记录在麻醉恢复室记录单（附件1）上	
13. 关机　关闭麻醉机时，按麻醉机显示屏提示，在麻醉机待机状态下按下麻醉机电源开关键，关闭麻醉机	
14. 待病人病情平稳后，撤除呼吸机管路	

【参考文件】

邓小明，姚尚龙，于布为. 现代麻醉学. 北京：人民卫生出版社，2014.

【文件保留】　1 年

【附件】

附件 1　麻醉恢复室记录单

【质控要点】

1. 检查二氧化碳吸收罐与麻醉机连接紧密，罐内二氧化碳内吸收剂（钠石灰）的颜色 1/3 以上变为蓝紫色时，更换吸收剂。
2. 麻醉机的呼吸管路安装正确。
3. 麻醉机呼吸管路为一次性使用，一人一换。

【文件交付】

1. 医疗副院长
2. 护理部主任
3. 临床科室主任（麻醉科）
4. 科护士长（所有）
5. 护士长（所有护理单元）

麻醉机使用技术评分标准

科室：　　　　　　　　　　　　　　　　　　　　　姓名：

项目	总分	技术操作要求	权重				得分	备注
			A	B	C	D		
操作过程	90	洗手，戴口罩	2	1	0	0		
		检查麻醉机	14	9	4	0		
		准备并检查用物	4	3	2	0		
		安装麻醉机管路	6	3	2	0		
		麻醉机检测	10	6	2	0		
		常用模式设定	6	3	2	0		
		常用参数设定	6	3	2	0		
		报警设定	8	6	2	0		
		启动通气	4	1	0	0		
		连接病人	4	3	2	0		
		观察病情	8	3	2	0		
		记录观察内容	4	3	2	0		
		关闭麻醉机	4	3	2	0		

续表

项目	总分	技术操作要求	权重				得分	备注
			A	B	C	D		
操作过程	90	操作后处理	4	3	2	0		
		整理用物	2	1	0	0		
		观察并记录	4	3	2	0		
评价	10	操作规范	4	3	2	0		
		动作熟练、节力	6	4	2	0		
总分	100							

主考教师：　　　　　　　　　　考核日期：

十四、 气管导管拔除技术

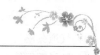

extubation technique

【目的与适用范围】

制定本规章与流程的目的是规范护士为病人拔除气管导管时应遵循的操作程序，以保证病人拔管安全。

【规章】 无

【名词释义】 无

【流程】

（一）必需品

负压吸引装置、氧气流量表、一次性使用吸引管、一次性使用医用引流袋、一次性使用无菌可控式吸痰管、一次性吸氧面罩、口咽通气道、一次性10ml注射器、氧气湿化瓶、浓度为 500mg/L 的含氯消毒液、灭菌注射用水、听诊器、启瓶器、速干手消毒剂、生活垃圾桶、医疗垃圾桶、利器盒。

（二）操作

操作流程	要点与说明
1. 洗手，戴口罩	
2. 核对医嘱	● 确保执行的医嘱正确
3. 核对病人　清醒病人请病人说出姓名、床号、过敏史，护士复述病人姓名、床号，核对腕带信息；麻醉未清醒的病人双人核对腕带信息	● 保证病人正确
4. 评估病人 （1）评估病人的气道情况 1）套囊放气试验，能听到明显漏气声 2）咳嗽反射、吞咽反射	● 评估声门下口径

操作流程	要点与说明
3）气道分泌物 4）呼吸潮气量及呼吸频率 5）肺部呼吸音 （2）评估病人的全身情况 1）意识 2）心率 3）血压 4）脉搏血氧饱和度 5）肌力，遵指令运动情况 6）出血情况 （3）吸入氧浓度调至 100%/调高吸入氧流量 2~3L/min	
5. 准备并检查用物 （1）检查各种物品在有效期内，一次性物品外包装完好 （2）吸痰管型号合适 （3）检查并核对灭菌注射用水在有效期之内；无变色、沉淀、混浊、絮状物；瓶口无松动，瓶体无裂痕、渗漏。打开瓶盖，用启瓶器将铝盖打开，注明开启时间 （4）湿化瓶与氧气流量表完好，将灭菌注射用水倒入湿化瓶内，液面位于湿化瓶的最高水位线与最低水位线之间，将湿化瓶与氧气表连接紧密 （5）连接氧气流量表（管道氧为例），将流量表插入墙壁的氧气接口，听到"咔嗒"声，向外不能拉动 （6）将一次性使用医用引流袋放入负压吸引装置中，另一瓶内倒入含氯消毒液 （7）将一次性吸引管一端与负压接头连接紧密 （8）将中心负压吸引装置的负压调至<0.02MPa（150mmHg）	• 氧气流量表与氧气接口连接紧密 • 防止负压过大导致病人气道黏膜损伤
6. 拔管时机及操作 （1）清醒拔管 1）观察病人的心率、血压、脉搏血氧饱和度 2）舒适体位 3）清除病人气管导管内分泌物 4）清除病人口腔及咽部分泌物 5）去除固定气管导管的医用胶带，将牙垫与气管导管分离	• 病人的气道反射和自主呼吸恢复，拔管更安全

续表

操作流程	要点与说明
6）吸痰结束，给予一次正压通气后，另一名医护人员用一次性 10ml 无菌注射器将气管导管套囊内空气抽尽，进行吸痰操作的护士随着发生的正压呼气，顺病人口咽的解剖弧度轻柔拔出气管导管	• 产生一个正压呼气，有利于分泌物的排出，并减少喉痉挛和屏气的发生率
7）病人完全清醒后，撤出牙垫	• 防止病人咬合气管导管导致气道梗阻
（2）深麻醉下拔管 1）观察病人的心率、血压、脉搏血氧饱和度 2）保持能耐受机械通气的镇痛程度 3）保持足够的麻醉深度	• 减少呛咳及血流动力学的波动，但会增加呼吸道梗阻的风险 • 任何刺激引起咳嗽或呼吸形式改变均应加深麻醉
4）安置病人处于舒适体位 5）清除病人气管导管内分泌物 6）清除病人口腔及咽部分泌物 7）去除固定气管导管的医用胶带，将牙垫与气管导管分离 8）吸痰结束，给予一次正压通气后，另一名护士用一次性注射器将气管导管套囊内空气抽尽，进行吸痰操作的护士随着发生的正压呼气，顺病人口咽的解剖弧度，轻柔拔出气管导管 9）使用口咽通气道保持气道通畅，直至病人清醒	
7. 吸氧 （1）将一次性吸氧面罩与氧气流量表出口连接，顺时针旋转流量调节旋钮，按医嘱调节吸氧流量 （2）吸氧面罩罩住口鼻，调节固定带松紧	
8. 拔管后监护　意识、呼吸频率、心率、血压、脉搏血氧饱和度、体温、疼痛程度	
9. 再次核对　清醒病人请病人说出姓名、床号、过敏史，护士复述病人姓名、床号，核对腕带信息；麻醉未清醒的病人双人核对腕带信息	
10. 关闭负压吸引装置，卫生手消毒，整理用物	

续表

操作流程	要点与说明
11. 记录 洗手，在麻醉恢复室记录单（附件1）上记录拔管时间、意识、呼吸频率、心率、血压、脉搏血氧饱和度、体温、疼痛程度和吸氧流量	
12. 拔管后并发症 （1）咽喉痛 （2）声带麻痹 （3）喉水肿 （4）声门下水肿 （5）杓状软骨脱位	

【参考文件】

1. 邓小明，姚尚龙，于布为. 现代麻醉学. 北京：人民卫生出版社，2014.
2. 临床护理实践指南. 中华人民共和国卫生部，2011.
3. 常用临床护理技术服务规范，2010.

【文件保留】 1年

【附件】

附件1 麻醉恢复室记录单

【质控要点】

1. 吸痰前给予100%氧气吸入/调高吸入氧流量2~3分钟。
2. 给予一次正压通气后，一名医护人员用一次性无菌注射器将气管导管套囊内空气抽尽，进行吸痰操作的护士随着发生的正压呼气，顺病人口咽的解剖弧度轻柔拔出气管导管。
3. 吸氧时先调节氧气流量，再将吸氧面罩放置在病人面部。
4. 清醒拔管在病人完全清醒后，撤出牙垫。
5. 深麻醉拔管应使用口咽通气道保持气道通畅，直至病人清醒。

【文件交付】

1. 医疗副院长
2. 医务处处长

3. 护理部主任

4. 临床科室主任（麻醉科）

5. 科护士长（所有）

6. 护士长（所有护理单元）

气管导管拔除技术评分标准

科室： 姓名：

项目	总分	技术操作要求	权重				得分	备注
			A	B	C	D		
操作过程	90	洗手，戴口罩	2	1	0	0		
		核对医嘱	4	3	2	0		
		核对并评估病人	14	9	4	0		
		准备并检查用物	12	8	4	0		
		吸痰	10	6	2	0		
		去除胶布	4	2	0	0		
		正压通气	8	4	2	0		
		拔出气管导管	12	8	4	0		
		吸氧	4	3	2	0		
		拔管后监护	4	3	2	0		
		再次核对	4	2	1	0		
		记录	2	1	0	0		
		操作后处理	4	3	2	0		
		整理用物	2	1	0	0		
		观察并记录	4	3	2	0		
评价	10	操作规范	4	3	2	0		
		动作熟练、节力	2	1	0	0		
		关心患者感受	4	3	2	0		
总分	100							

主考教师： 考核日期：

十五、 负压吸引装置使用技术

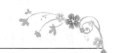

using technique of suction apparatus

【目的与适用范围】

制定本规章与流程的目的是规范护士使用负压吸引装置时应遵循的操作程序，使负压吸引装置正常工作，以保证手术的顺利进行。

【规章】 无

【名词释义】 无

【流程】
（一）必需品

负压吸引装置、一次性吸引袋、一次性无菌吸引管、速干手消毒剂、医疗垃圾桶、生活垃圾桶。
（二）操作

操作流程	要点与说明
1. 卫生手消毒	
2. 准备并检查用物 （1）一次性无菌吸引管外包装完整，在有效期内 （2）负压吸引装置（图15-1）配件齐全，有配套的一次性吸引袋 （3）负压桶完好，无裂缝、破损 （4）（墙壁）负压状态良好，处于备用状态	• 确保无菌物品处于无菌状态

续表

操作流程	要点与说明

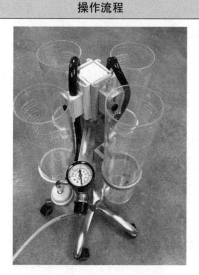

图 15-1　负压吸引装置

3. 安装吸引袋

（1）将一次性吸引袋分别安装于负压吸引装置的 4 个负压桶中

（2）将其中一个吸引袋的连接管直接与负压吸引装置接口相连

（3）将其他吸引袋连接管依次串联连接（图 15-2）

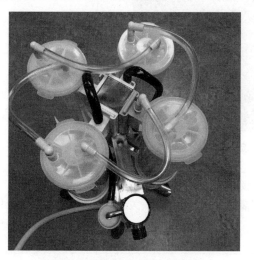

图 15-2　吸引袋连接管串联连接

- 避免连接错误导致血液等液体吸入墙壁负压管道中造成管道堵塞

操作流程	要点与说明
4. 连接负压吸引装置　将负压吸引装置上的负压管插头与墙壁负压管道插孔连接	
5. 检查装置　打开负压吸引装置开关，检查装置的密闭性，调节吸引压力，关闭开关	• 确保手术中正常使用
6. 打开无菌物品　卫生手消毒，打开一次性无菌吸引管的外包装，待刷手护士拿出一次性无菌吸引管后将外包装弃于生活垃圾桶内	
7. 固定吸引器管　刷手护士将一次性无菌吸引管固定于无菌手术台	• 避免一次性无菌吸引管滑落出无菌区
8. 连接吸引器管　将手术台上递下的一次性无菌吸引管尾端与负压吸引装置中串联的最后一个吸引袋连接，打开开关（图15-3） 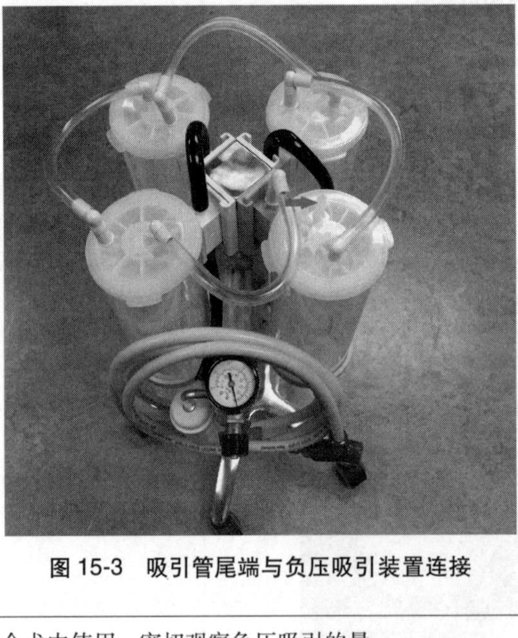 图15-3　吸引管尾端与负压吸引装置连接	• 防止吸引量大时液体吸入墙壁负压管道中造成管道堵塞
9. 配合术中使用　密切观察负压吸引的量 （1）当吸引量达到最后一个吸引袋时告知手术医师后关闭负压吸引装置 （2）迅速更换安装新的吸引袋	• 避免血液等液体吸入墙壁负压管道中造成管道堵塞

续表

操作流程	要点与说明
10. 故障排除　使用时吸引压力太小或没有压力时 （1）检查压力调节钮是否开启 （2）检查墙壁负压是否正常，必要时更换插口 （3）检查串联管路是否堵塞，连接是否紧密无脱开 （4）检查负压桶是否完好，无裂缝、破损 （5）检查一次性吸引袋是否完整无破损	
11. 使用后处理　手术结束后 （1）关闭负压吸引装置 （2）取下污染的吸引袋暂时置于医疗垃圾桶内 （3）在污物池中划破吸引袋，将囊内的液体倾倒后将吸引袋弃于医疗垃圾桶内	• 使用后的吸引袋禁止直接置于地面，避免倾倒泼洒 • 避免重复使用
12. 整理用物 （1）从墙壁上拔下负压管插头并收起备用 （2）清洁负压桶后，安装新的吸引袋 （3）洗手	

【参考文件】　无

【文件保留】　1 年

【附件】　无

【质控要点】

术中观察负压吸引的量，当吸引量达到最后一个吸引袋时告知手术医师后关闭负压吸引装置，迅速更换安装新的吸引袋，避免血液等液体吸入墙壁负压管道中造成管道堵塞。

【文件交付】

1. 医疗副院长
2. 护理部主任
3. 临床科室主任（麻醉科）

4. 科护士长（所有）

5. 护士长（所有护理单元）

负压吸引装置使用技术评分标准

科室： 姓名：

项目	总分	技术操作要求	权重				得分	备注
			A	B	C	D		
操作过程	90	卫生手消毒	5	3	1	0		
		准备并检查用物	8	6	3	0		
		安装吸引袋	8	6	3	0		
		连接负压吸引装置	8	6	3	0		
		检查装置	8	6	3	0		
		打开无菌物品	8	6	3	0		
		固定吸引器管	8	6	3	0		
		连接吸引器管	8	6	3	0		
		配合术中使用	8	6	3	0		
		故障排除	8	6	3	0		
		使用后处理	8	6	3	0		
		整理用物	5	3	1	0		
评价	10	连接方法正确	5	3	1	0		
		操作动作熟练	5	3	1	0		
总分	100							

主考教师： 考核日期：

十六、 电温毯使用技术

using technique of temperature electric blanket

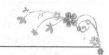

【目的与适用范围】

制定本规章与流程的目的是规范护士使用电温毯时应遵循的操作程序，以保持术中病人体温的恒定，预防手术中低体温的发生。

【规章】 无

【名词释义】 无

【流程】

（一）必需品

电温毯主机、温毯、灭菌注射用水、速干手消毒剂、生活垃圾桶、利器盒。

（二）操作

操作流程	要点与说明
1. 卫生手消毒	
2. 评估病人 （1）入室体温 （2）术中可能出现体温调节异常 （3）术中需低温麻醉 （4）主诉体热	• 如为发热病人则禁用电温毯 • 手术过程中可能出现体温升高
3. 准备并检查用物　卫生手消毒 （1）电温毯主机 1）确认电温毯主机单独、水平放置，与其他设备的距离≥20cm，处于备用状态，配件齐全（图16-1）	• 保证主机散热功能正常

续表

操作流程	要点与说明
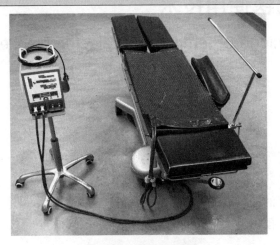 图 16-1　电温毯位置	• 水平放置以确保主机面板水位显示准确，以免影响使用
2）主机应高于手术床上温毯水平，且高度差应<1m 3）检查主机面板上的水位显示器的水位在指示范围内（图 16-2） 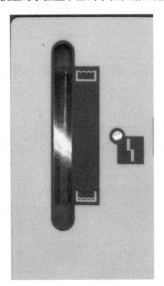 图 16-2　水位指示	• 确保电温毯的水循环
（2）温毯表面、连接管及接头处完好，无损坏 （3）灭菌注射用水在有效期内，无变色、沉淀、混浊、絮状物，瓶口无松动，瓶体无裂痕	

操作流程	要点与说明
4. 平铺温毯 将温毯平铺放置在手术床背板/坐板处，使连接管接头处靠近电温毯主机	
5. 连接管路 将温毯连接管接头与电温毯主机连接管接口连接	• 电温毯和主机各有两个连接管接口，相互匹配
6. 连接电源 将电温毯主机电源线直接接入带有接地线的电源插座上	• 预防静电损坏机器
7. 开机检测 打开主机开关，进行功能检测	• 确保温毯处于功能状态
8. 调节温度 用上下调温键设定温度，设定温度值在键盘左边显示。若设定温度要高于 38℃，同时按下向上调温键和调温辅助键"＞38℃"（图 16-3），温度调节范围 35～39℃，每次调节量是 0.1℃ 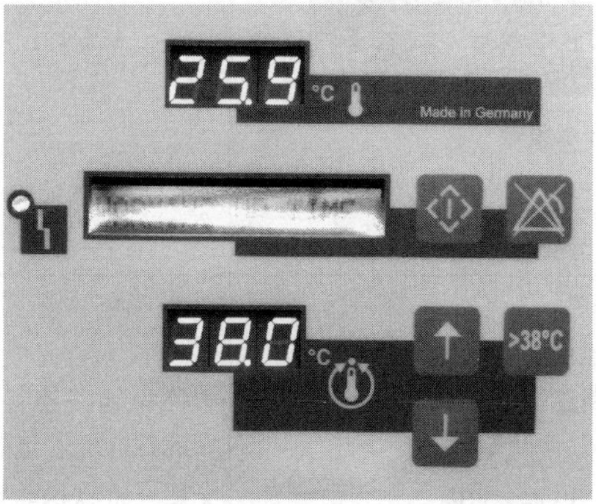 图 16-3 温度调节面板	
9. 预热温毯 手术前 30 分钟打开电源预热温毯，待温毯预热后方可协助病人移至手术床上	• 因刚开启时为低温水循环，会导致病人不适
10. 监测体温 术中注意监测病人体温	• 若病人体温高，随时关闭电温毯
11. 确保水位在正常范围 （1）水位要处于水位标志线范围内 （2）随时观察主机中的水位在正常范围内，水位不足时添加灭菌注射用水 1）关闭主机，并且拔除电源	• 以确保电温毯的水循环

续表

操作流程	要点与说明
2）打开水箱喉（图 16-4） 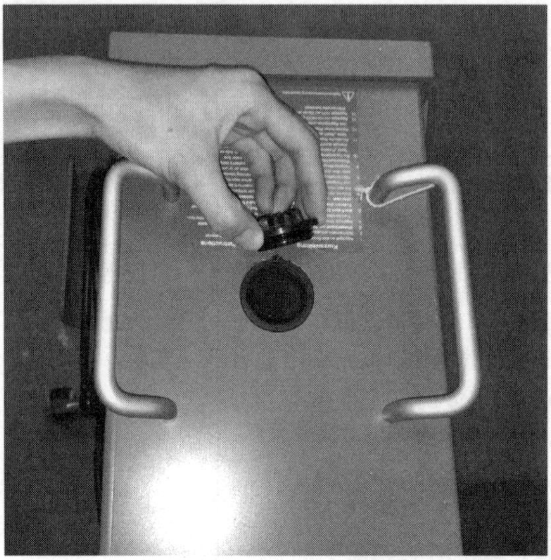 图 16-4　打开水箱喉 3）加入灭菌注射用水 4）拧紧水箱盖，擦干主机上的残留液体	• 打开水箱喉添加注射用水之前必须确认已拔除电源，防止漏电
12. 故障排除　发生故障时及时排除 （1）仪器不能启动时，检查电源连接 （2）水流没有或太少时，检查管路连接 （3）接头流水不畅或接封处滴水，检查密封圈 （4）故障不能解除时及时更换，并联系维修工程师	• 确保管路连接紧密，无打折 • 按需更换密封圈，保持水循环通路密闭
13. 整理用物　卫生手消毒，物品归位备用 （1）关闭电温毯主机开关，拔出电源 （2）使用 75% 乙醇溶液清洁主机、连接管和温毯表面 （3）断开温毯和电温毯主机连接管接头，将连接管盘绕整齐 （4）洗手	• 避免连接管打折
14. 注意事项 （1）定期清洁电温毯水箱和管路 （2）未接温毯时，电温毯主机运行不能 > 1 小时	• 预防灭菌注射用水发霉变质，堵塞管路

【参考文件】 无

【文件保留】 1 年

【附件】 无

【质控要点】

1. 主机与温毯的高度差应<1m。
2. 温度调节范围 35~39℃，每次调节量是 0.1℃。
3. 待温毯预热后方可协助病人移至手术床上。
4. 打开水箱喉添加注射用水之前必须确认已拔除电源，防止漏电。

【文件交付】

1. 医疗副院长
2. 护理部主任
3. 临床科室主任（麻醉科）
4. 科护士长（所有）
5. 护士长（所有护理单元）

电温毯使用技术评分标准

科室：   姓名：

项目	总分	技术操作要求	权重				得分	备注
			A	B	C	D		
操作过程	90	卫生手消毒	4	3	2	0		
		评估病人	8	6	3	0		
		准备并检查用物	8	6	3	0		
		平铺温毯	6	4	2	0		
		连接管路	8	6	3	0		
		连接电源	4	3	2	0		
		开机检测	6	4	2	0		
		调节温度	8	6	3	0		
		预热温毯	6	4	2	0		

续表

项目	总分	技术操作要求	权重				得分	备注
			A	B	C	D		
操作 过程	90	监测体温	6	4	2	0		
		确保水位在正常范围	8	6	3	0		
		故障排除	8	6	3	0		
		整理用物	10	6	2	0		
评价	10	操作动作熟练、节力	4	3	2	0		
		病人安全、舒适	4	3	2	0		
		解决问题及时、准确	2	1	0	0		
总分	100							

主考教师：   考核日期：

十七、 升温机使用技术

using technique of heating machine

【目的与适用范围】

制定本规章与流程的目的是规范护士使用升温机时应遵循的操作程序，以保持病人体温的恒定，预防/治疗低体温。

【规章】 无

【名词释义】 无

【流程】

（一）必需品

升温机主机、一次性使用加温毯、75%乙醇溶液、软管、被单夹、速干手消毒剂、医疗垃圾桶、生活垃圾桶。

（二）操作

操作流程	要点与说明
1. 洗手，戴口罩	
2. 核对病人　清醒病人请病人说出姓名、床号、过敏史，护士复述病人姓名、床号，核对腕带信息；麻醉未清醒的病人双人核对腕带信息	
3. 评估病人 （1）年龄 （2）入室体温 （3）手术时间、手术方式、术中失血量 （4）主诉寒冷	
4. 卫生手消毒	
5. 准备并检查用物 （1）确认升温机主机处于备用状态，配件齐全	

操作流程	要点与说明
（2）电热调节器电缆与电热调节器插座连接紧密 （3）软管与升温机开口连接紧密 （4）加温毯型号合适，外包装无破损	• 加温毯为一次性使用，避免交叉污染
6. 平铺加温毯　将加温毯平铺放置在病人身上，将软管头与加温毯管端连接	• 避免遮挡病人的口鼻而影响呼吸
7. 连接电源　将升温机主机电源线直接接入带有接地线的电源插座上	• 预防静电损坏机器
8. 开机自检　打开开关，进行自动功能检测	• 确保温毯处于功能状态
9. 设定温度　根据医嘱，设定软管端输出气流温度	
10. 连接加温毯 （1）把升温机软管头插入加温毯领圈 （2）软管钩扣住领圈 （3）使用软管固定器将其与加温毯固定，软管固定片将穿过固定翼	• 防止烫伤，保证患者安全
11. 固定 （1）被单夹与病人身下的被单相连，打开被单夹锁 （2）将被单放入被单夹开口中，然后锁紧	• 妥善固定，防止滑脱
12. 使用中观察　使用过程中观察病人的体温，随时检查加温毯下皮肤情况	• 防止发生温度异常而导致烫伤
13. 整理用物　卫生手消毒，物品归位备用 （1）关闭升温机主机开关，拔出电源 （2）使用75%乙醇溶液清洁主机、连接管 （3）断开加温毯和升温机主机连接管接头，将连接管盘绕整齐 （4）用电源束缚带整理电源线	• 避免连接管打折
14. 注意事项 （1）覆盖所有与加温毯接触的开放性伤口 （2）药物透皮吸收时禁止使用加温毯 （3）禁止在加温毯上放置其他物品	• 预防伤口感染 • 以免增加药物输注造成患者创伤或死亡 • 放置物体可增加患者皮肤上的局部压力，减慢血液流动致使患者烫伤

【参考文件】

1. 临床护理实践指南. 中华人民共和国卫生部，2011.
2. 常用临床护理技术服务规范. 中华人民共和国卫生部，2010.

【文件保留】 1 年

【附件】 无

【质控要点】

1. 加温毯型号合适，外包装无破损。
2. 连接加温毯使用软管固定器将其与加温毯固定，软管固定片将穿过固定翼。
3. 使用过程中观察病人的体温，随时检查加温毯下皮肤情况。

【文件交付】

1. 医疗副院长
2. 护理部主任
3. 临床科室主任（麻醉科）
4. 科护士长（所有）
5. 护士长（所有护理单元）

升温机技术评分标准

科室：   姓名：

项目	总分	技术操作要求	权重				得分	备注
			A	B	C	D		
操作过程	90	洗手，戴口罩	2	1	0	0		
		核对病人	4	3	2	0		
		解释并评估	12	9	5	0		
		卫生手消毒	2	1	0	0		
		准备并检查用物	6	4	2	0		
		平铺加温毯	6	4	2	0		
		连接电源	2	1	0	0		

续表

项目	总分	技术操作要求	权重				得分	备注
			A	B	C	D		
操作过程	90	开机自检	6	4	2	0		
		设定温度	8	6	3	0		
		连接加温毯	12	9	4	0		
		固定	12	8	4	0		
		使用中观察	8	6	3	0		
		操作后处理	4	3	2	0		
		整理用物	2	1	0	0		
		观察并记录	4	3	2	0		
评价	10	操作动作熟练、节力	4	3	2	0		
		沟通有效	2	1	0	0		
		关心病人感受	4	3	2	0		
总分	100							

主考教师：　　　　　　　　　　　　　考核日期：

十八、脉动真空灭菌器使用技术

using technique of pulsating vacuum sterilizer

【目的与适用范围】

制定本规章与流程的目的是护士使用脉动真空灭菌器时应遵循的操作程序，以保证灭菌程序的顺利进行。

【规章】 无

【名词释义】

1. 闭合（closure） 用于关闭包装而没有形成密封的方法。
2. 密封（sealing） 包装层间连接的结果。可以采用诸如黏合剂或热熔法。
3. 闭合完好性（closure integrity） 闭合条件能确保该闭合至少与包装上的其他部分具有相同的阻碍微生物进入的程度。
4. 包装完好性（package integrity） 包装未受到物理损坏的状态。

【流程】

（一）必需品

脉动真空灭菌器、灭菌车、装载篮筐、灭菌指示卡、灭菌指示胶带、BD测试包、灭菌过程测试装置（PCD）、生物监测指示剂、医用热封机。

（二）操作

操作流程	要点与说明
1. 检查灭菌设备 （1）灭菌器处于备用状态 （2）仪器压力表处于"零"的位置，有校验合格标志并在有效期范围内 （3）记录打印装置处于备用状态 （4）吸气口和排气口清洁	• 确保灭菌设备可以正常使用

操作流程	要点与说明
（5）锅圈完好平整，柜门安全锁灵活 （6）医用热封机参数准确，闭合性试验合格	
2. 灭菌前准备 （1）将蒸汽管道内的冷凝水排放干净 （2）打开与灭菌器连接的蒸汽阀，排气 15 分钟后关闭阀门 （3）打开总电源和灭菌器电源开关，预热设备至 121℃	
3. 空载运行 B-D 程序　核对确认 B-D 试验合格	
4. 确认待灭菌物品均为耐高温高压的物品　检查物品中不含液体、粉末、油剂及一次性使用物品	
5. 扫码登记　待灭菌物品扫条码，并登记在压力蒸汽灭菌器运行记录表上（附件 3）	
6. 装载灭菌物品　将包装好的待灭菌物品装载于灭菌车上 （1）使用专用灭菌架或篮筐装载灭菌物品 （2）平放手术器械包、硬式容器 （3）斜放盆、盘、碗类物品，包内容器开口朝向一致 （4）倒立或侧放玻璃瓶等底部无孔的器皿类物品 （5）侧放纸袋、纸塑包装 （6）器械包重量不宜超过 7kg，敷料包重量不宜超过 5kg （7）待灭菌物品包装尺寸：30cm×30cm×50cm	• 利于蒸汽进入和冷空气排出 • 灭菌包之间应留间隙，利于灭菌介质的穿透 • 将同类材质的器械、器具和物品，置于同一批次进行灭菌 • 材质不相同时，纺织类物品应置于上层、竖放，金属器械类物品放置于下层
7. 确认装载量　待灭菌物品摆放在灭菌车上，装载量<90%并>5%的灭菌器容积	
8. 推入灭菌车　将装载待灭菌物品的车从清洁侧进入灭菌器，关闭灭菌器门	
9. 选择程序　根据灭菌物品选择灭菌程序后，启动程序 （1）织物程序 （2）器械程序	• 灭菌程序参数见附件 2
10. 观察灭菌参数　灭菌过程中观察灭菌参数	

操作流程	要点与说明
11. 卸载　灭菌程序结束后确认 （1）灭菌过程合格 （2）批量监测合格 （3）包外胶带变色合格 （4）检查包装无潮湿、破损 （5）冷却 30 分钟后，将灭菌物品放置于无菌间的指定位置	• 防止无菌物品损坏和污染 • 无菌包掉落地上或误放至不洁处应视为被污染
12. 记录　将各种监测的标识粘贴于压力蒸汽灭菌器运行记录表（附件 3）上，使用 PDA 提交结果	
13. 清洁设备 （1）清洁下排水口 （2）清洁锅体表面和内部	

【参考文件】

1. 医院消毒供应中心清洗消毒及灭菌效果监测标准. 中华人民共和国卫生部，2009.

2. 医院消毒供应中心清洗消毒和灭菌技术规范. 中华人民共和国卫生部，2009.

【文件保留】　1 年

【附件】

附件 2　脉动真空灭菌程序参数表

附件 3　压力蒸汽灭菌器运行记录表

【质控要点】　无

【文件交付】

1. 医疗副院长

2. 护理部主任

3. 科护士长（所有）

4. 护士长（所有护理单元）

脉动真空灭菌器使用技术评分标准

科室：   姓名：

项目	总分	技术操作要求	权重				得分	备注
			A	B	C	D		
操作过程	90	检查灭菌设备	10	6	2	0		
		灭菌前准备	10	6	2	0		
		空载运行 B-D 程序	5	3	1	0		
		确认待灭菌物品均为耐高温高压的物品	10	6	2	0		
		扫码登记	5	3	1	0		
		装载灭菌物品	5	3	1	0		
		确认装载量	5	3	1	0		
		推入灭菌车	5	3	1	0		
		选择程序	10	6	2	0		
		观察灭菌参数	5	3	1	0		
		卸载	10	6	2	0		
		记录	5	3	1	0		
		清洁设备	5	3	1	0		
评价	10	操作方法正确	5	3	1	0		
		灭菌物品符合规范	5	3	1	0		
总分	100							

主考教师：   考核日期：

十九、 环氧乙烷气体灭菌系统使用技术

using technique of ethylene oxide sterilizer

【目的与适用范围】

制定本规章与流程的目的是规范消毒供应中心护士使用环氧乙烷灭菌装置时应遵循的操作程序。杜绝人为操作事故，确保设备按预期安全使用。

【规章】

1. 灭菌程序包括：预热、预湿、抽真空、通入气体环氧乙烷达到预定浓度、维护灭菌时间、清除灭菌柜内环氧乙烷气体、解析灭菌物品内环氧乙烷的残留等过程。

2. 灭菌时应采用纯环氧乙烷或环氧乙烷和二氧化碳混合气体。

3. 应按照环氧乙烷气体灭菌系统生产厂家的操作使用说明，根据灭菌物品种类、包装、装载量与方式不同，选择合适的温度、浓度和时间等灭菌参数。采用新的灭菌程度、新类型诊疗器械、新包装材料使用环氧乙烷气体灭菌前，应验证灭菌效果。

4. 除金属和玻璃材质以外的灭菌物品，灭菌后应经过解析，解析时间：50℃，12小时或60℃，8小时；残留环氧乙烷应符合要求。解析过程应在环氧乙烷灭菌柜内继续进行。不应采用自然通风法进行解析。

5. 环氧乙烷灭菌程序适用于不耐热、不耐湿的诊疗器械、器具和物品的灭菌，如电子仪器、纸质制品、化纤制品、塑料制品、陶瓷及金属制品，不适用于食品、液体、油脂类、粉剂类等。

【名词释义】 无

【流程】

（一）必需品

环氧乙烷灭菌装置、专用包装材料（包括纸、纸袋、纸塑袋、非织造布）、灭菌指示卡、灭菌指示胶带、环氧乙烷气罐、生物监测指示剂（按需）、

测试包（按需）、软布、中性皂液、温水。

（二）操作

操作流程	要点与说明
1. 灭菌前准备 （1）彻底清洗需要灭菌的器械 （2）干燥处理器械，任何部位均不能潮湿 （3）检查电源连接正常	• 器械表面的蛋白残留会影响灭菌效果 • 干燥不彻底将会导致灭菌循环取消
2. 确认灭菌物品　不能使用环氧乙烷气体灭菌系统的物品有 （1）含有不完全干燥的物品 （2）具有潜在易燃性的物品装置 （3）液体 （4）已使用的一次性物品 （5）标示为仅使用压力蒸汽灭菌法的器械 （6）器械具有内部部件难以清洁的	• 水分会影响灭菌效果 • 易燃物品与环氧乙烷作用可能引起火灾 • 一次性使用物品不得重复灭菌使用
3. 打包灭菌物品 （1）选用适合环氧乙烷灭菌的包装材料对需灭菌物品进行打包 （2）将灭菌指示卡正面向上或朝外放入包装内 （3）将包装密封完好，纸塑袋、纸袋等密封包装其密封宽度应≥6mm，包内器械距包装袋封口处≥2.5cm （4）在包装外贴灭菌指示胶带，并注明灭菌物品名称、灭菌时间	• 方便使用时查看灭菌效果
4. 装载灭菌物品　将物品倾斜放入篮筐，物品间留有空隙，对于纸塑复合材料，务必按纸面对塑面秩序放置，装载量不超过筐内总体积的80%	• 利于环氧乙烷气体通过，以达到灭菌效果
5. 放置生物监测指示剂/测试包　生物监测指示剂/测试包放在被灭菌物品中间，并且易取之处。每次灭菌均应放置至少1支生物指示剂，以监测灭菌效果	• 减少操作人员拿取时与环氧乙烷气体灭菌系统的接触
6. 打开炉门　逆时针旋转炉门手柄直至打开	
7. 装入气罐　将环氧乙烷气罐插入气罐槽的挡圈内，往下压入，同时向里轻推，使气罐被搭扣扣住 （1）避免过于用力向下压气罐 （2）如放置气罐困难，移去气罐，检查气罐槽内是否有堵塞	• 避免环氧乙烷泄漏
8. 放置篮筐　将已装入物品的篮筐放入炉内	

操作流程	要点与说明
9. 关闭炉门　确认篮筐位置正确后，关上炉门，顺时针旋转手柄直到手柄垂直	
10. 设置灭菌温度　按温度选择键，依照所需灭菌物品厂商推荐的灭菌温度设定灭菌温度参数	
11. 设置通气时间　按通气时间递增或递减键，每按一次，递增或递减 1 小时，直到所需的通气时间显示为止。若没有设置通气时间，环氧乙烷气体灭菌系统也将自动进行通气，直至人工中止循环	
12. 打开打印机　将打印机/贮水器门后的打印机开关打开，用于打印灭菌循环过程曲线及参数	
13. 开始灭菌循环过程 （1）按下开始键，开始灭菌/通气循环，整个过程自动运行直至结束，或按停止键，也可取消所设定好的参数 （2）若设定好灭菌循环过程参数，在 5 分钟之内未按下开始键，所设定的参数将被取消 （3）任何时候，按下停止键，即可中断灭菌循环	
14. 灭菌结束 （1）在通气阶段，显示屏显示"门锁打开"提示符，提示炉门可以打开 （2）逆时针旋转炉门手柄到底，30～60 秒后，炉腔压力等于大气压力时，门即打开	
15. 卸载　当灭菌循环过程结束后，拉出篮筐，查看批量监测，合格后卸载 （1）灭菌物品：快速卸下灭菌物品，减少整理、翻动的次数；转移灭菌物品时，应处在背风方向 （2）环氧乙烷气瓶：气罐作为非易燃废弃物丢弃	• 减少工作人员直接接触环氧乙烷的机会
16. 返回待机状态　取出无菌物品后，在炉门开启状态按下停止键，灭菌器即处于待机状态，等待下次灭菌	
17. 灭菌登记 （1）撕下打印纸并粘贴在环氧乙烷气体灭菌系统使用记录表（附件 4）上 （2）将灭菌物品逐件登记在环氧乙烷气体灭菌系统使用记录表（附件 4）上	

操作流程	要点与说明
18. 储存灭菌物品　灭菌后的物品分类放至无菌室	
19. 清洁仪器　每日工作结束后，使用软布、中性皂液、温水清洁以下部位 （1）炉腔内壁 （2）炉腔出口边缘 （3）炉门的内表面 （4）灭菌器的外表面 （5）炉门封条	
20. 生物监测　生物监测指示剂做培养，培养合格后，将灭菌结果粘贴在环氧乙烷气体灭菌系统使用记录表（附件4）上	

【参考文件】

1. 医院消毒供应中心清洗消毒及灭菌效果监测标准. 中华人民共和国卫生部，2009.

2. 医院消毒供应中心清洗消毒和灭菌技术规范. 中华人民共和国卫生部，2009.

【文件保留】　1年

【附件】

附件4　环氧乙烷气体灭菌系统使用记录表

【质控要点】

尖端较锐利的无菌物品存放时注意水平放置，以免其尖端刺破外包装。

【文件交付】

1. 医疗副院长
2. 护理部主任
3. 科护士长（所有）
4. 护士长（所有护理单元）

环氧乙烷气体灭菌系统使用技术评分标准

科室：   姓名：

项目	总分	技术操作要求	权重				得分	备注
			A	B	C	D		
操作过程	90	灭菌前准备	5	3	1	0		
		确认灭菌物品	5	3	1	0		
		打包灭菌物品	5	3	1	0		
		装载灭菌物品	5	3	1	0		
		放置生物监测指示剂/测试包	5	3	1	0		
		打开炉门	2	1	0	0		
		装入气罐	5	3	1	0		
		放置篮筐	5	3	1	0		
		关闭炉门	2	1	0	0		
		设置灭菌温度	5	3	1	0		
		设置通气时间	5	3	1	0		
		打开打印机	2	1	0	0		
		开始灭菌循环过程	5	3	1	0		
		灭菌结束	5	3	1	0		
		卸载	6	4	2	0		
		返回待机状态	3	2	1	0		
		灭菌登记	5	3	1	0		
		储存灭菌物品	5	3	1	0		
		清洁仪器	5	3	1	0		
		生物监测	5	3	1	0		
评价	10	熟悉各种灭菌指示剂的应用	3	2	1	0		
		操作规范	4	3	2	0		
		动作熟练	3	2	1	0		
总分	100							

主考教师：   考核日期：

二十、 快速压力蒸汽灭菌器使用技术

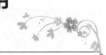

using technique of flash sterilization equipment

【目的与适用范围】

制定本规章与流程的目的是规范护士使用快速压力蒸汽灭菌器时应遵循的操作程序，以保障立即使用手术物品的及时灭菌。

【规章】 无

【名词释义】

快速压力灭菌程序（flash sterilization）：专门用于处理立即使用物品的压力蒸汽灭菌过程。

【流程】
（一）必需品
快速压力蒸汽灭菌器、灭菌盒、灭菌注射用水、5 类指示卡。
（二）操作

操作流程	要点与说明
1. 检查水平显示仪　检查水平显示仪中的气泡位于中央或右前方 1/4 处，调整 3 个活动脚座可以调节水平仪气泡位置（图 20-1）	• 以免影响灭菌器内液体的循环

操作流程	要点与说明
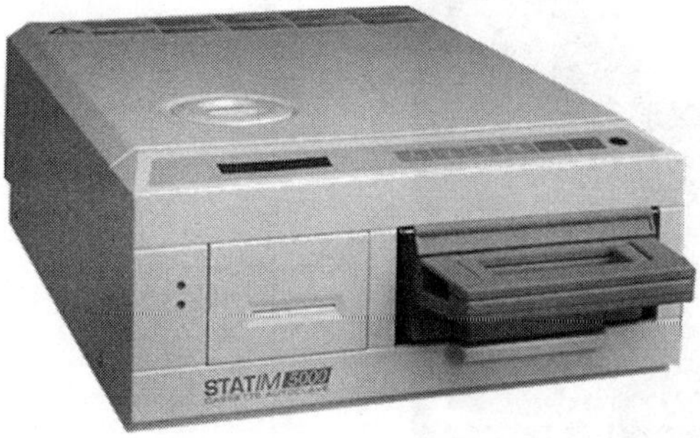 图 20-1　快速压力蒸汽灭菌器	
2. 检查水位　检查水箱中的水超过探针平面，若未超过则表示缺水，应加入蒸馏水，严禁使用自来水，防止其他液体或物质进入 （1）打开机器顶部的蓄水箱盖 （2）向箱内缓慢注入新鲜蒸馏水 （3）注水后及时盖上水箱的盖子	• 避免堵塞循环管路
3. 检查废水桶　检查废水桶中的水量在 MAX 与 MIN 标志之间	• 废水桶内可以加自来水 • 禁止在灭菌器工作中打开废水桶
4. 打开电源开关	
5. 开启灭菌盒 （1）将灭菌盒的提手向后松开（图 20-2） （2）两手放在盒手柄的两侧 （3）食指插进手柄两侧的槽内，同时大拇指放在横杆上 （4）大拇指向下压，同时食指向上抬，打开灭菌盒盖（图 20-3） （5）向上抬起盒盖，并使其后部的挂钩与灭菌盒体连接槽脱离 （6）将盒盖放在灭菌盒旁边	• 严禁使用暴力而损坏灭菌盒

操作流程	要点与说明
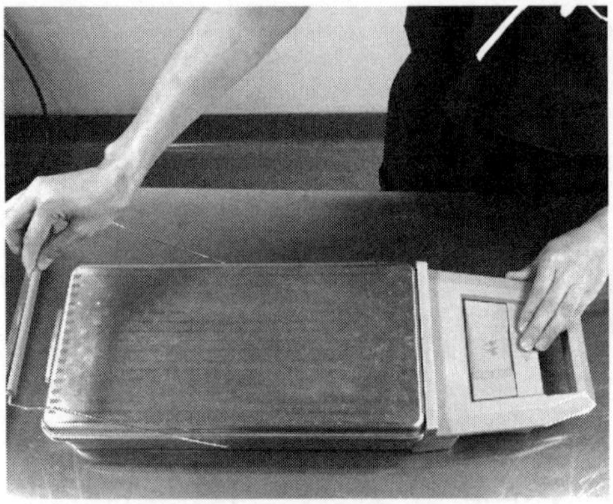 图 20-2　将灭菌盒的提手向后松开 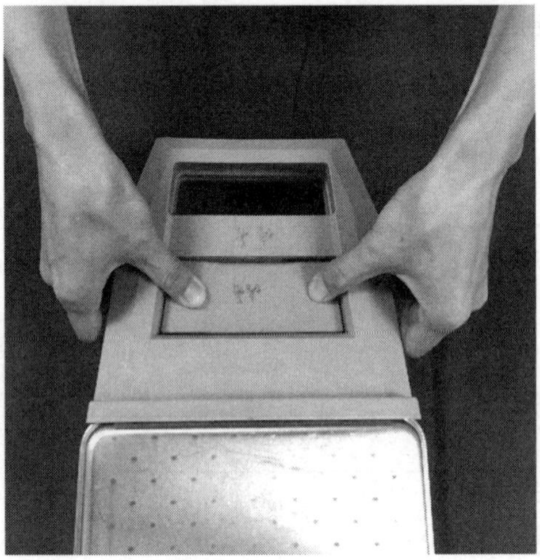 图 20-3　打开灭菌盒盖	
6. 放置灭菌物品 （1）将需要灭菌的清洁物品放入灭菌盒内 （2）放入 5 类指示卡，指示卡正面向上	• 方便查看灭菌效果
7. 盖上灭菌盒盖 （1）将灭菌盒盖后部挂钩插入灭菌盒体连接槽内 （2）盖上灭菌盒盖 （3）按压灭菌盒盖前部把手	• 确保密封不漏气

操作流程	要点与说明
8. 插进灭菌盒（图 20-4） （1）一只手握住灭菌盒的手柄，另一只手提起提手 （2）把灭菌盒的后部插入机器内，再把提手放到盒的前部 （3）轻轻地向里推动灭菌盒，直到听见"咔嗒"声 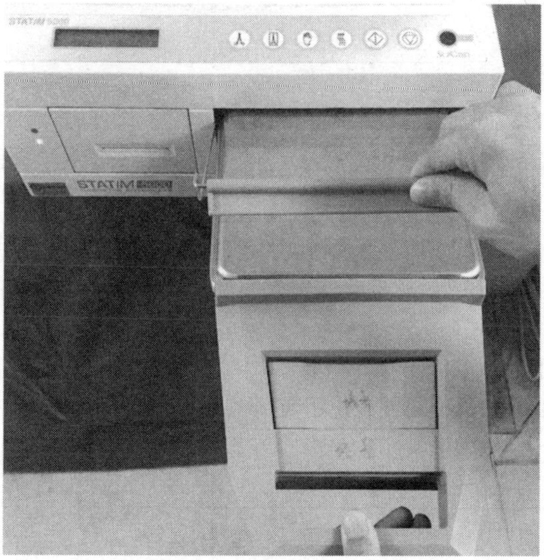 图 20-4　插进灭菌盒	• 用力过猛会损坏灭菌器后部撞针
9. 开启灭菌程序 （1）屏幕提示选择灭菌程序时，在面板上选择相应的灭菌程序 1）非包裹循环：用于灭菌≤1kg 的固体金属器械 2）包裹循环：用于高压袋包装，≤1.5kg 的器械 3）橡胶和塑料：用于灭菌≥0.4kg 的橡胶塑料制品 4）非包裹大型器械：用于消毒≥1.5kg 的器械 （2）按下选定灭菌程序 （3）按下启动键	• 灭菌内容物的性质及重量不同，灭菌程序设定的压力和时间不同，故应严格按要求选择相应的灭菌程序，保障灭菌效果
10. 结束灭菌 （1）显示灭菌程序结束 1）干燥程序结束后自行停止 2）手工停止：当屏幕显示"干燥"时，按下停止键	• 禁止灭菌程序未完全结束时强行拉出灭菌盒

操作流程	要点与说明
（2）当屏幕显示可以取出灭菌盒时，一只手握住盒的手柄向外平拉 （3）当消毒盒部分出来时，另一只手抓住盒的提手，轻轻向上提起 （4）将提出的消毒盒放在平坦的工作台上	
11. 使用灭菌物品 （1）将灭菌盒拿到需要使用的手术间 （2）开启灭菌盒 （3）与刷手护士双人核对 5 类指示卡 （4）确认灭菌合格后，由刷手护士取出已灭菌的物品	• 确保灭菌效果合格
12. 清洁与保养 （1）每周至少一次用非含氯中性洗涤剂清洗灭菌盒外表 （2）灭菌盒清洁后，内壁涂专用干燥剂 （3）每周一次用无味皂液或洗手液润滑密封圈，使用前须将润滑液洗净 （4）专人管理	• 含氯消毒剂会腐蚀金属盒体
13. 注意事项 （1）灭菌的物品必须在 4 小时内使用 （2）严禁用于植入物的灭菌	

【参考文件】

1. 医院消毒供应中心清洗消毒及灭菌效果监测标准. 中华人民共和国卫生部，2009.

2. 医院消毒供应中心清洗消毒和灭菌技术规范. 中华人民共和国卫生部，2009.

【文件保留】 1 年

【附件】 无

【质控要点】

1. 快速灭菌程序中，非包裹循环用于灭菌≤1kg 的固体金属器械；包裹循环用于高压袋包装，≤1.5kg 的器械；橡胶和塑料循环用于灭菌≥0.4kg 的橡胶塑料制品；非包裹大型器械循环用于消毒≥1.5kg 的器械。

2. 快速灭菌的物品必须在 4 小时内使用。

3. 快速灭菌程序严禁用于植入物的灭菌。

【文件交付】

1. 医疗副院长

2. 护理部主任

3. 科护士长（所有）

4. 护士长（所有护理单元）

快速压力蒸汽灭菌器使用技术评分标准

科室：　　　　　　　　　　　　　　　　　　　　　　姓名：

项目	总分	技术操作要求	权重				得分	备注
			A	B	C	D		
操作过程	90	检查水平显示仪	5	3	1	0		
		检查水位	10	6	2	0		
		检查废水桶	5	3	1	0		
		打开电源开关	2	1	0	0		
		开启灭菌盒	10	6	2	0		
		放置灭菌物品	8	6	3	0		
		盖上灭菌盒盖	10	6	2	0		
		插进灭菌盒	8	6	3	0		
		开启灭菌程序	6	4	2	0		
		结束灭菌	10	6	2	0		
		使用灭菌物品	6	4	2	0		
		清洁与保养	10	6	2	0		
评价	10	操作方法正确	5	3	1	0		
		灭菌物品符合规范	5	3	1	0		
总分	100							

主考教师：　　　　　　　　　　　　　　　　考核日期：

二十一、过氧化氢气体等离子体低温灭菌装置使用技术

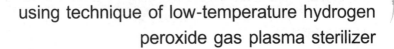

using technique of low-temperature hydrogen
peroxide gas plasma sterilizer

【目的与适用范围】

制定本规章与流程的目的是规范护士使用过氧化氢气体等离子体低温灭菌装置时应遵循的操作程序，以保障灭菌物品符合灭菌要求。

【规章】 无

【名词释义】

过氧化氢气体等离子体低温灭菌装置（low-temperature hydrogen peroxide gas plasma sterilizer）：装置的灭菌舱内过氧化氢有效挥发，扩散到整个灭菌舱体，低温环境下通过等离子发生器使气化的过氧化氢形成过氧化氢等离子态，结合过氧化氢气体及过氧化氢等离子体对舱内器物进行低温、干燥、灭菌，并能有效解离残余过氧化氢的效果。

【流程】

（一）必需品

过氧化氢气体等离子体低温灭菌装置、无纺布或专用包装袋/器械盒、灭菌指示卡、灭菌指示胶带。

（二）操作

操作流程	要点与说明
1. 灭菌前准备 （1）彻底清洗需要灭菌的器械	• 器械表面的蛋白残留会影响灭菌效果
（2）干燥处理器械，任何部位均不能潮湿 （3）检查电源连接正常	• 干燥不彻底将会导致灭菌循环取消

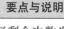

续表

操作流程	要点与说明
（4）检查过氧化氢卡匣的剩余次数，若剩余次数为"0"时需要更换新的卡匣（图21-1）（图21-2） 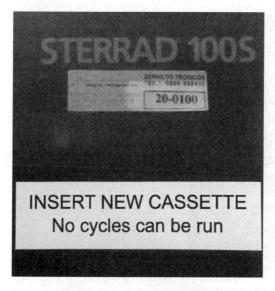 图21-1　更换卡匣显示 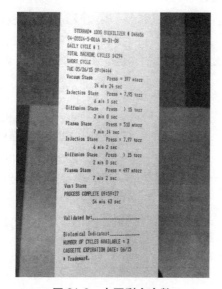 图21-2　卡匣剩余次数	• 卡匣剩余次数为"0"时设备不运行

操作流程	要点与说明
2. 确认灭菌物品　不能使用过氧化氢气体等离子体低温灭菌装置（图 21-3）的物品有 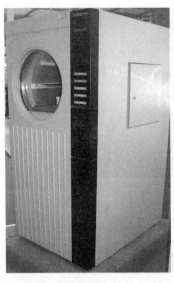 图 21-3　过氧化氢气体等离子体 低温灭菌装置 （1）含有不完全干燥的物品 （2）吸收液体的物品或材料 （3）由含纤维素的材料制成的物品或其他任何含有木质纸浆的物品 （4）液体或粉末 （5）一头闭塞的内腔 （6）一次性使用物品 （7）植入物 （8）不能承受真空的器械 （9）标示为仅使用压力蒸汽灭菌法的器械 （10）器械具有内部部件难以清洁	• 水分、植物性纤维材质可能导致过氧化氢的吸收，影响灭菌效果 • 影响过氧化氢通过，达不到灭菌效果 • 一次性使用物品不得重复灭菌使用

操作流程	要点与说明
3. 打包灭菌物品 （1）使用无纺布或专用灭菌袋/器械盒包装 （2）将灭菌指示卡正面向上或朝外放入包装内	• 确保包装严密 • 方便使用时查看灭菌效果
（3）在包装外贴灭菌指示胶带，并注明灭菌物品名称、灭菌时间	
4. 打开舱门　按下消毒锅的开门键"OPEN DOOR"，打开灭菌舱门	
5. 装载物品　将需要消毒的物品依次整齐放入灭菌舱内 （1）每天第一锅须在灭菌舱下层角落处放置生物指示剂，器械盒必须平放在灭菌舱内架子上 （2）灭菌袋透明面朝同一方向放置，物品之间应留有空隙，金属与非金属混合放置	• 保护易损物品，避免受压 • 每天第一锅需要进行生物培养，确保当天灭菌效果合格 • 利于过氧化氢气体通过，以达到灭菌效果
6. 关闭舱门　按下关门键"CLOSE DOOR"关闭舱门	
7. 选择灭菌程序　根据灭菌物品选择灭菌程序 （1）多数选择短循环"SHORT" 1）不锈钢管腔内径>1mm且长度<125mm者 2）内径>2mm且长度<250mm者 3）内径>3mm且长度<400mm者 4）聚乙烯或铁弗龙塑料管腔内径>1mm且长度<1000mm者 （2）灭菌软式内镜及超出以上范围的细长管腔选择长循环"LONG"	• 管径太细或太长会影响过氧化氢气体的通过 • 超出限定范围者灭菌效果不能达到要求
8. 启动灭菌程序　按下开始键"START"启动灭菌程序	
9. 检测打印结果　灭菌完成后 （1）确认打印纸结果为黑色印迹，检查各循环过程的参数，循环取消时打印结果为红色印迹并显示"CYCLE CANCELLED" （2）证实打印结果最后为"PROCESS COMPLETE"	
10. 卸载灭菌物品 （1）按开门键打开灭菌舱门 （2）取出已经灭菌的物品 （3）按关门键关闭灭菌舱门	

续表

操作流程	要点与说明
11. 检查灭菌物品　检查灭菌指示卡和指示胶带显示灭菌合格	• 灭菌指示卡和指示胶带变成黄色表示灭菌合格
12. 灭菌登记 (1) 撕下打印纸并粘贴在过氧化氢气体等离子体低温灭菌装置使用记录表（附件5）上 (2) 将灭菌物品逐件登记在过氧化氢气体等离子体低温灭菌装置使用记录表（附件5）上	
13. 储存灭菌物品　灭菌后的物品分类放至无菌室	
14. 清洁仪器　每日工作结束后，用清水清洁锅体表面	
15. 生物监测 (1) 每日第一锅灭菌后，及时送检生物指示剂 (2) 将生物培养结果粘贴在过氧化氢气体等离子体低温灭菌装置使用记录表（附件5）上	
16. 注意事项 (1) 尖端较锐利的无菌物品保存时注意水平放置 (2) 灭菌过程中，不要碰触任何按键	• 以免其尖端刺破包装袋 • 防止灭菌循环中断

【参考文件】

1. 过氧化氢气体等离子体低温灭菌装置的通用要求. 中华人民共和国卫生部，2011.

2. 医院消毒供应中心清洗消毒和灭菌技术规范. 中华人民共和国卫生部，2009.

【文件保留】　1年

【附件】

附件5　过氧化氢气体等离子体低温灭菌装置使用记录表

【质控要点】

1. 水分、植物性纤维材质可能导致过氧化氢的吸收，影响灭菌效果。

2. 可用短循环"SHORT"灭菌的物品有：不锈钢管腔内径>1mm且长度<125mm者；内径>2mm且长度<250mm者；内径>3mm且长度<400mm者；聚

乙烯或铁弗龙塑料管腔内径>1mm 且长度<1000mm 者。

3. 尖端较锐利的无菌物品保存时注意水平放置，以免其尖端刺破包装袋。

【文件交付】

1. 医疗副院长

2. 护理部主任

3. 科护士长（所有）

4. 护士长（所有护理单元）

过氧化氢气体等离子体低温灭菌装置使用技术评分标准

科室：　　　　　　　　　　　　　　　　　　　　　　　　　　姓名：

项目	总分	技术操作要求	权重				得分	备注
			A	B	C	D		
操作过程	90	灭菌前准备	10	6	2	0		
		确认灭菌物品	8	6	3	0		
		打包灭菌物品	8	6	3	0		
		打开舱门	5	3	1	0		
		装载物品	8	6	3	0		
		关闭舱门	5	3	1	0		
		选择灭菌程序	5	3	1	0		
		启动灭菌程序	4	3	2	0		
		检测打印结果	6	4	2	0		
		卸载灭菌物品	6	4	2	0		
		检查灭菌物品	6	4	2	0		
		灭菌登记	6	4	2	0		
		储存灭菌物品	5	3	1	0		
		清洁仪器	4	3	2	0		
		生物监测	4	3	2	0		
评价	10	熟悉各种灭菌指示的应用	3	2	1	0		
		操作规范	4	3	2	0		
		动作熟练	3	2	1	0		
总分	100							

主考教师：　　　　　　　　　　　　　　　　考核日期：

二十二、 低温蒸汽甲醛灭菌设备使用技术

cooperating technique of the low temperature steam formaldehyde sterilizer

【目的与适用范围】

制定本规章与流程的目的是规范护士使用低温蒸汽甲醛灭菌设备进行手术物品灭菌时应遵循的操作程序，以保障灭菌物品符合灭菌要求。

【规章】 无

【名词释义】

低温蒸汽甲醛灭菌设备是以甲醛作为灭菌介质，利用甲醛分子中碳氧键的高极性和离子特性，使微生物细胞中的蛋白质凝结和核酸的甲基化，从而达到灭菌的效果。低温蒸汽甲醛灭菌设备广泛应用于硬性内窥镜及其导光束、显微手术器械、高速电钻和气钻、电切电凝器导线、术中超声探头等不能耐受高温的医疗设备。

【流程】

（一）必需品

低温蒸汽甲醛灭菌设备、水软化系统、真空泵、专用 2% 甲醛溶液、专用包装袋或无纺布、甲醛灭菌指示卡、灭菌指示胶带、化学监测卡。

（二）操作

操作流程	要点与说明
1. 灭菌前准备 （1）彻底清洗需要灭菌的器械 （2）干燥处理器械 （3）检查电源连接正常	• 器械表面的蛋白残留会影响灭菌效果
（4）检查专用 2% 甲醛溶液外包装完好，确保在有效期内（图22-1）	• 确保 2% 甲醛溶液充足，避免影响灭菌程序

操作流程	要点与说明
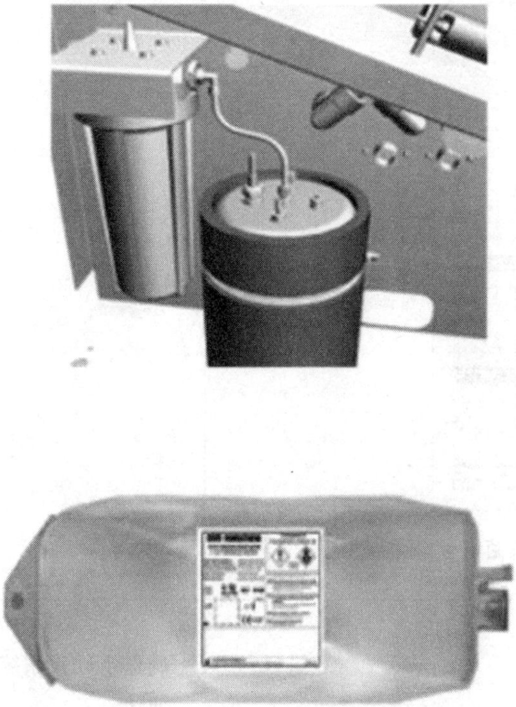 图 22-1　专用甲醛溶液及装置	
（5）补充 2% 甲醛溶液：将灌装系统上专用刺穿器刺破 2% 甲醛溶液袋口处的密封膜，将管口连接到管座上，液体自动补充，连接紧密后将 2% 甲醛溶液袋放置在液体托板上	
（6）检查记录仪观察记录笔记是否整洁清晰	• 便于及时了解低温蒸汽甲醛灭菌设备的运行状态
（7）检查打印机、色带和打印纸：观察打印记录或打印测试字符，查看是否清晰完整（图 22-2），当打印纸右侧出现"x"标记时，提示剩余纸张 60cm，仅够 3 个灭菌周期，需要及时更换	• 确保打印纸充足

续表

操作流程	要点与说明
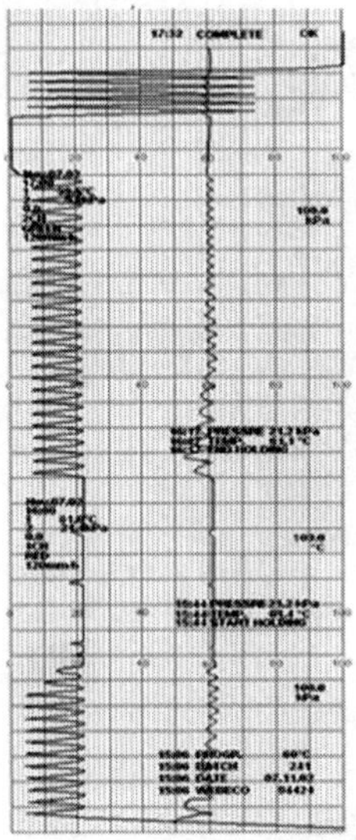 图 22-2　灭菌记录	
2. 开机自检 （1）开启水软化系统水源开关 （2）开启真空泵开关，指示灯由红变绿 （3）开启低温蒸汽甲醛灭菌设备开关，40 秒后触摸屏幕显示主菜单，完成自检，进入工作状态	• 确保水软化系统水路通畅 • 确保真空系统处于正常工作状态
3. 确认待灭菌物品　不能使用低温蒸汽甲醛灭菌的物品有 （1）液体 （2）粉末物质 （3）厚重的不锈钢灭菌盒	• 液体、粉末物质可能导致甲醛的吸收，影响灭菌效果 • 影响甲醛通过，达不到灭菌效果
4. 打包灭菌物品 （1）使用无纺布或专用灭菌袋/器械盒包装，金属箔管和织物不适合做低温蒸汽甲醛灭菌的包装物	• 确保包装严密 • 方便使用时查看灭菌效果

操作流程	要点与说明
（2）将灭菌指示卡正面向上或朝外放入包装内 （3）在包装外贴灭菌指示胶带，并注明灭菌物品名称、灭菌时间	
5. 装载物品（图22-3）打开舱门，装载待灭菌物品 （1）将物品整齐码放于篮筐，物品之间应留有空隙，灭菌袋透明面朝同一方向，放入灭菌舱 （2）放置化学监测卡于篮筐中间 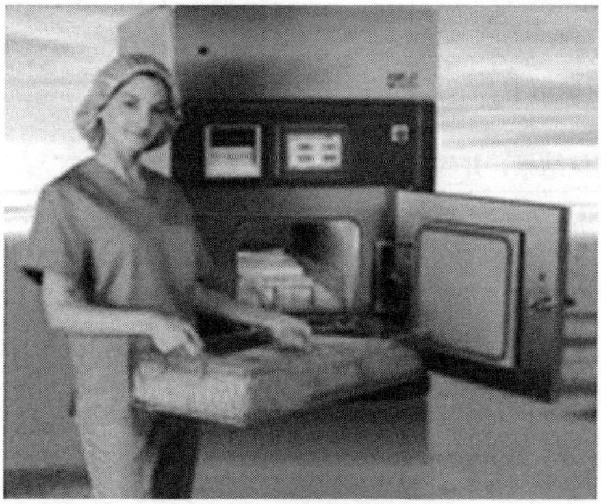 图22-3　装载待灭菌物品	• 利于甲醛通过，以达到灭菌效果 • 保护易损物品，避免受压
6. 关闭灭菌舱门	• 确保舱门关闭严密
7. 选择灭菌程序　根据灭菌物品选择灭菌程序	
8. 启动灭菌程序　按住启动键数秒钟，程序开始启动，执行灭菌周期	
9. 执行灭菌周期　观察灭菌循环过程中记录的主要参数和指标	• 及时发现故障，避免影响灭菌效果
10. 开启灭菌舱门　灭菌程序完成后，程序结束时屏幕显示"完成"，同时发出提示音，如程序异常结束，屏幕会有红色提示	
11. 检查灭菌效果（图22-4） （1）甲醛灭菌包外指示贴/带颜色由初始的石榴红色变为浅绿色	

操作流程	要点与说明
（2）灭菌舱内放置的化学监测卡完全变色 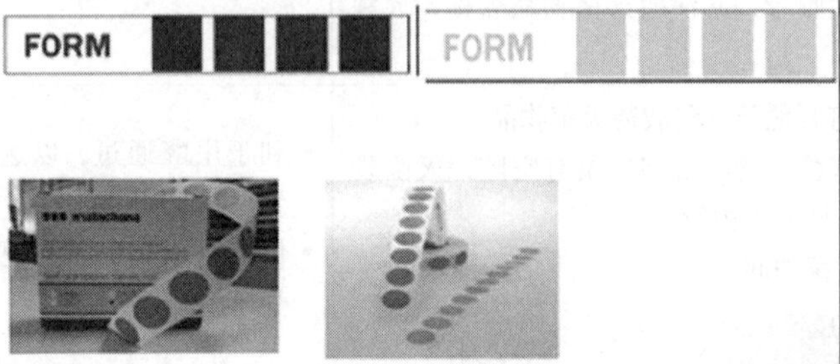 图 22-4　灭菌指示 （3）记录所有监测项目，双人复核结果，并签名	• 监测卡上的任意一格都应变色
12. 卸载灭菌物品　将装有灭菌物品的篮筐拉出灭菌舱，取出灭菌物品	
13. 灭菌登记 （1）将灭菌物品逐件登记在低温蒸汽甲醛灭菌设备使用记录表（附件 6）上 （2）将化学监测卡粘贴在低温蒸汽甲醛灭菌设备使用记录表（附件 6）上	
14. 储存灭菌物品　灭菌后的物品分类放至无菌室	
15. 整理用物　将灭菌物品归位，依次关闭各开关 （1）关闭低温蒸汽甲醛灭菌设备开关 （2）关闭真空泵开关 （3）关闭水软化系统水源开关 （4）关闭总电源	
16. 注意事项 （1）低温蒸汽甲醛灭菌设备应由受过专项培训的人员实施操作 （2）2% 甲醛溶液应避光、避热、防潮存放，无关人员不得接触 （3）定期清洁灭菌舱、密封垫及舱底部承载架 （4）每日进行生物监测 （5）定期由专业工程师维修保养	 • 避免中性清洗剂留下残余 • 确保灭菌效果 • 确认灭菌设备正常使用

【参考文件】

医院消毒供应中心清洗消毒和灭菌技术规范. 中华人民共和国卫生部，2009.

【文件保留】 1 年

【附件】

附件 6　低温蒸汽甲醛灭菌设备使用记录表

【质控要点】

1. 开启低温甲醛蒸汽灭菌设备前，确保水软化系统水源通畅，真空泵处于正常工作状态。

2. 确保专用 2% 甲醛溶液充足，避免影响灭菌程序。

3. 检查各种灭菌指示，确保灭菌效果。灭菌指示未达标的物品，视为未灭菌物品。

【文件交付】

1. 医疗副院长

2. 护理部主任

3. 科护士长（所有）

4. 护士长（所有护理单元）

低温蒸汽甲醛灭菌设备的使用技术评分标准

科室：　　　　　　　　　　　　　　　　　　　　　　　姓名：

项目	总分	技术操作要求	权重				得分	备注
			A	B	C	D		
操作过程	90	灭菌前准备	8	6	3	0		
		开机自检	5	3	1	0		
		确认待灭菌物品	8	6	3	0		
		打包灭菌物品	8	6	3	0		
		装载物品	8	6	3	0		
		关闭灭菌舱门	5	3	1	0		
		选择灭菌程序	5	3	1	0		

续表

项目	总分	技术操作要求	权重				得分	备注
			A	B	C	D		
操作过程	90	启动灭菌程序	5	3	1	0		
		执行灭菌周期	5	3	1	0		
		开启灭菌舱门	5	3	1	0		
		检查灭菌效果	6	4	2	0		
		卸载灭菌物品	5	3	1	0		
		灭菌登记	8	6	3	0		
		储存灭菌物品	5	3	1	0		
		整理用物	4	3	2	0		
评价	10	操作规范，注意事项	5	3	1	0		
		动作熟练	5	3	1	0		
总分	100							

主考教师：　　　　　　　　　　　　考核日期：

二十三、智能药品管控系统使用技术

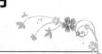

using technique of intelligent pharmaceutical system

【目的与适用范围】

制定本规章与流程的目的是规范护士使用智能药品管控系统时应遵循的操作程序，以保证药品管控系统正常使用，确保手术室药品合理管理，提高用药安全。

【规章】 无

【名词释义】 无

【流程】

（一）必需品

智能药品管控系统（药车系统）、速干手消毒剂、医疗垃圾桶、生活垃圾桶、利器盒。

（二）操作

操作流程	要点与说明
1. 卫生手消毒	
2. 检查药车系统（图 23-1） （1）电源线、网线、扫描枪连接线连接牢固、可靠 （2）指纹仪、扫描枪工作表面保持清洁 （3）药车背面散热孔无遮挡、覆盖 （4）条码打印机内有充足的打印纸	• 确保正常识别 • 确保散热良好

操作流程	要点与说明
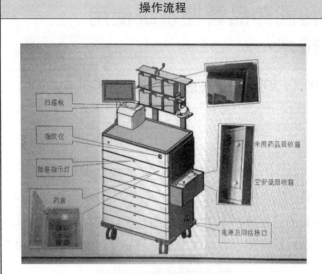 图 23-1　药车硬件介绍图	
3. 开启药车系统 （1）打开药车系统开关（图 23-2），进入电脑用户名登录系统界面（图 23-3） 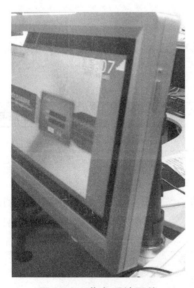 图 23-2　药车系统开关	

操作流程	要点与说明
 图 23-3 用户名登录系统界面 （2）指纹登录智能药车或通过用户名密码登录（图 23-4） 图 23-4 指纹登录系统界面	• 两种登录方法任选一种
4. 核对医嘱 （1）查看手术电子排班系统，了解病人基本信息（姓名、性别、病案号、拟施手术、麻醉方式） （2）与麻醉医师共同核对麻醉计划单	• 确定手术病人，同时明确麻醉用药范围 • 确保医嘱正确
5. 准备取药 （1）卫生手消毒 （2）点击屏幕下方的"麻醉"按钮 （3）扫描病人腕带或输入病案号搜索病人，双人核对病人信息	• 确保用药病人正确

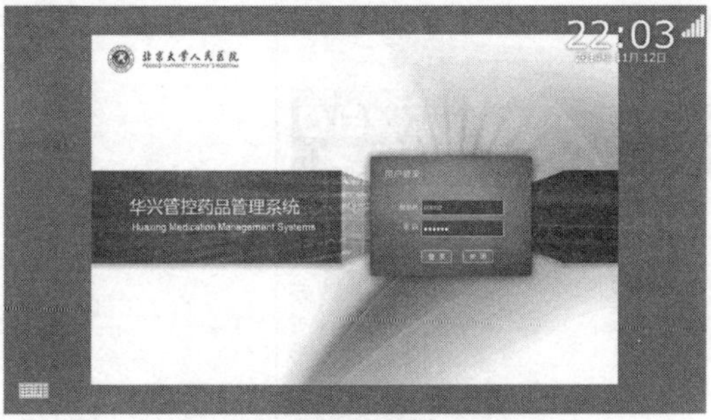

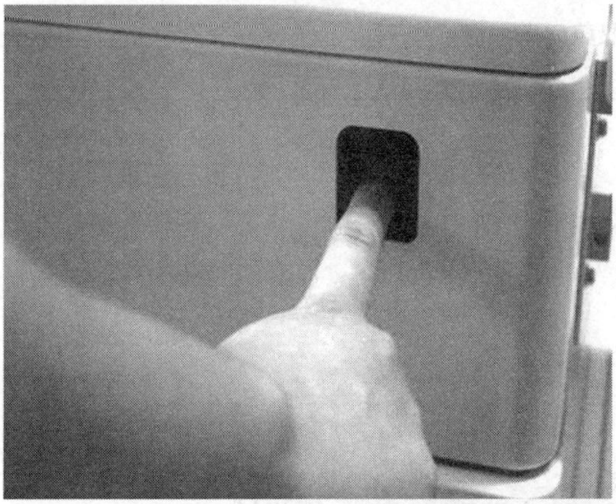

续表

操作流程	要点与说明
（4）进入手术取药列表界面，点击"开始取药"（图23-5） 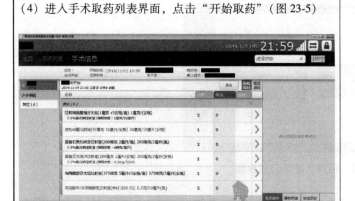 图23-5　手术取药列表界面	
6. 取药 （1）执行计划取药（图23-6） 1）点击"执行计划取药"，进入计划取药界面 2）点击"开始取药"，抽屉指示灯亮（图23-7） 3）拉开抽屉，药盒自动打开 4）按照屏幕提示取出药品，关闭药盒 5）依次取出其他药品 图23-6　执行计划取药	• 计划取药时，系统会根据医嘱顺序自动依次取药

续表

操作流程	要点与说明
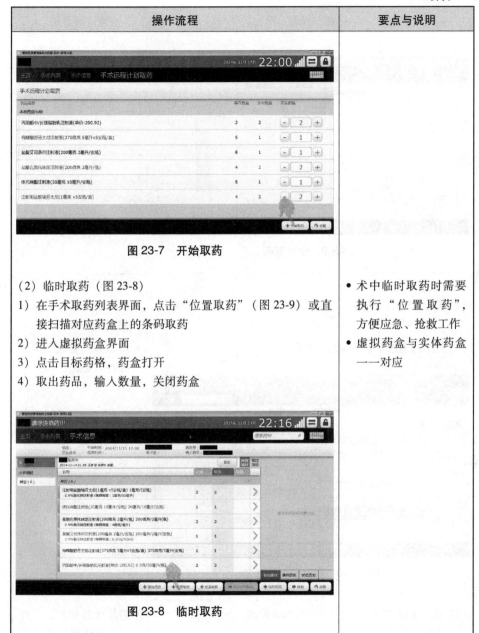	• 术中临时取药时需要执行"位置取药"，方便应急、抢救工作 • 虚拟药盒与实体药盒一一对应

图 23-7　开始取药

（2）临时取药（图 23-8）

1）在手术取药列表界面，点击"位置取药"（图 23-9）或直接扫描对应药盒上的条码取药

2）进入虚拟药盒界面

3）点击目标药格，药盒打开

4）取出药品，输入数量，关闭药盒

图 23-8　临时取药

续表

操作流程	要点与说明

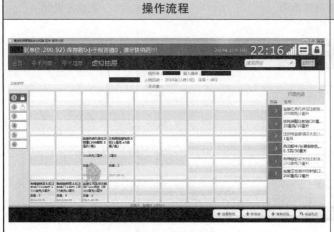

图 23-9　位置取药

操作流程	要点与说明

7. 粘贴标签

（1）取出药品时自动打印药品标签和安瓿二维码（毒麻药）（图 23-10）

（2）遵医嘱配药后，将标签贴在注射器上

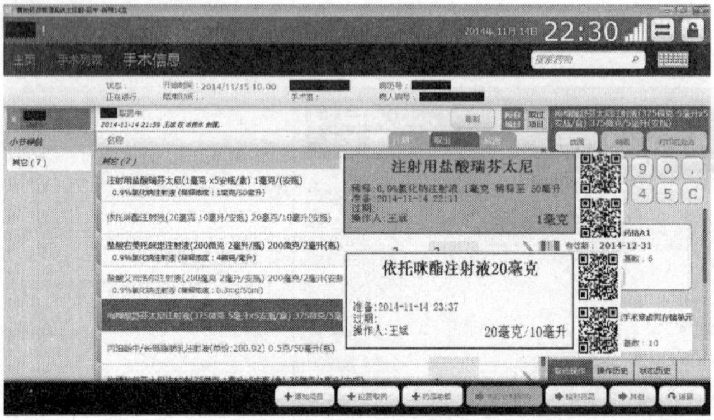

- 只有毒麻药才能打印安瓿二维码
- 将毒麻药安瓿二维码贴在空安瓿上

图 23-10　药品标签示意图

（3）需要重新打印时，在手术取药列表界面，点击"其他"→"重打条码"

- 药品标签损坏、异常或多次稀释的药品需要重打条码

操作流程	要点与说明
8. 核对药品　需另一名医护人员进行核对 （1）在手术取药列表界面，点击"核对药品"（图 23-11） 图 23-11　核对药品界面 （2）第二个用户登录（图 23-12） 图 23-12　药品核对双人验证 （3）依次扫描注射器上的药品标签，系统发声提示药品名称，核对安瓿上的药品信息（图 23-13）	• 具有执业资质的手术室护士和麻醉医师均可 • 人工查看条形码和系统发声提示双重核对

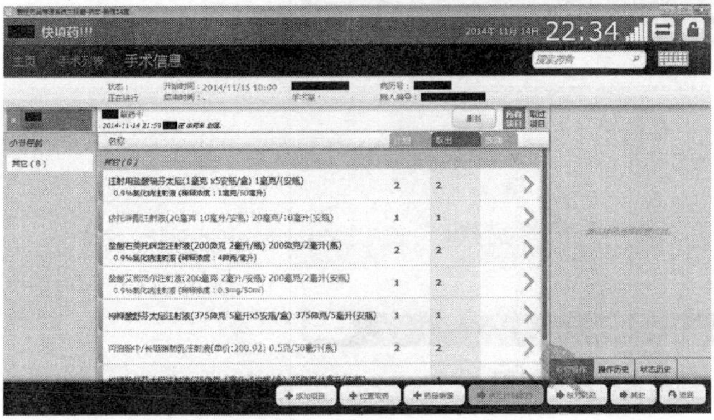

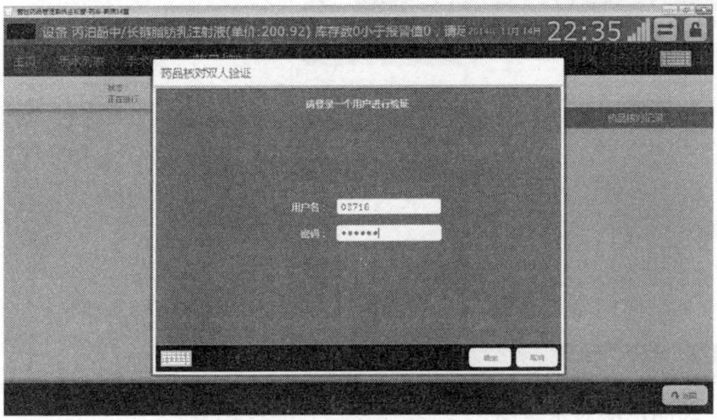

续表

操作流程	要点与说明

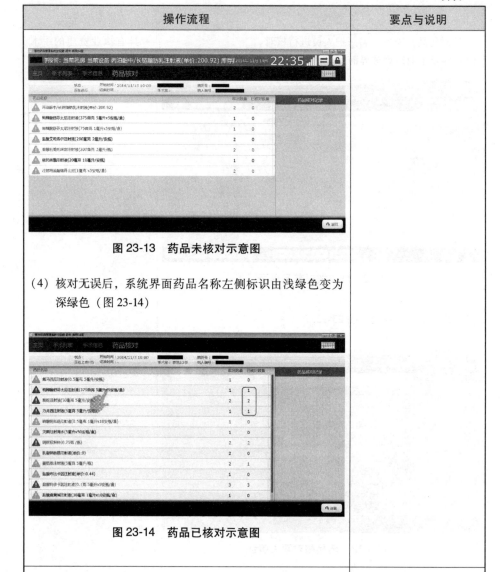

图 23-13　药品未核对示意图

（4）核对无误后，系统界面药品名称左侧标识由浅绿色变为
　　　深绿色（图 23-14）

图 23-14　药品已核对示意图

操作流程	要点与说明
9. 扫描用药（图 23-15） （1）在手术取药列表界面，扫描注射器上的药品标签，系统 　　　发声提示药品名称 （2）确认药品后，输入用药剂量，点击"确定"	• 每次给药前操作 • 准确记录每次给药时间、剂量，提高病人用药安全

续表

操作流程	要点与说明
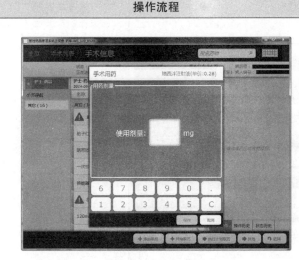 图 23-15　扫描用药	
10. 放回未用药品 （1）在手术取药列表界面，选择药品，点击屏幕右上方"放回"按钮（图 23-16） 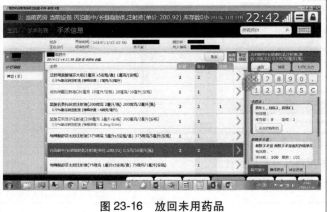 图 23-16　放回未用药品 （2）输入放回数量（图 23-17），打印放回药品条码	• 对于取出但未用的完整药品，要进行此操作 • 放回药品需要贴上条码，由药师进行扫码回收

续表

操作流程	要点与说明
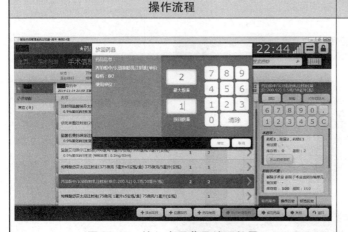 图 23-17　输入未用药品放回数量	
（3）将条码贴在未用药品安瓿上，放入未用药品回收箱（图 23-18） 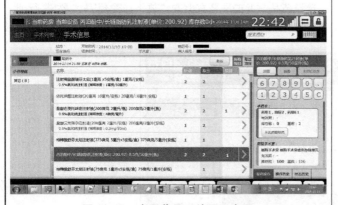 图 23-18　未用药品已放回示意图	
11. 回收空安瓿 （1）将安瓿条码贴在毒麻药空安瓿上，点击"空安瓿放回"（图 23-19） （2）扫描空安瓿条码（图 23-20），点击"保存" （3）将空安瓿放在空安瓿回收箱中（图 23-21）	• 该流程只针对于毒麻药的空安瓿 • 空安瓿放回回收箱后，由药师进行扫码回收

续表

操作流程	要点与说明

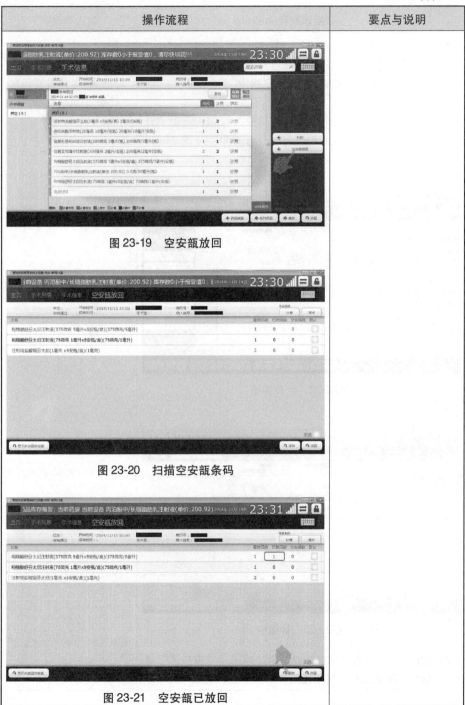

图 23-19　空安瓿放回

图 23-20　扫描空安瓿条码

图 23-21　空安瓿已放回

续表

操作流程	要点与说明
12. 计费 （1）添加计费项目：在手术取药列表界面，点击"添加项目"，选择要添加的项目，点击"确定" （2）确定计费：点击屏幕下方的"其他"按钮，点击"计费"→"确定"，取药列表显示"计费中"（图 23-22）（图 23-23）	• 未经过药车系统取药流程的项目需要添加计费

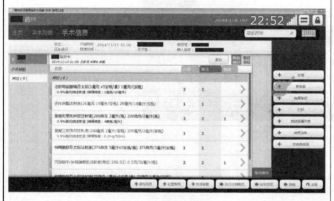

图 23-22　计费界面

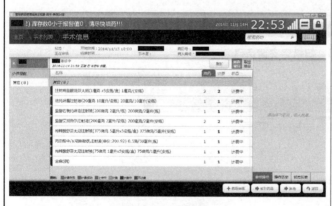

图 23-23　计费中

（3）完成计费：点击"完成计费"后，弹出"审核验证"对话框（图 23-24）（图 23-25）

续表

操作流程	要点与说明
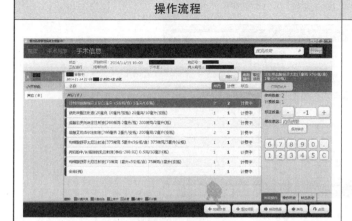 图 23-24 完成计费 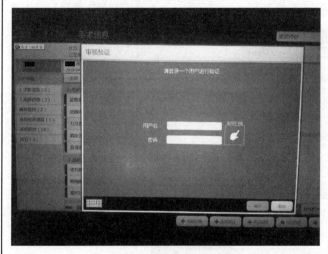 图 23-25 审核验证	
（4）复核收费：麻醉医师登录审核药品/耗材计费（图 23-26），确认无误后点击"确定"，药品上传至计费系统	• 此项操作必须由有执业资质麻醉医师完成，才能打印毒麻药处方

续表

操作流程	要点与说明
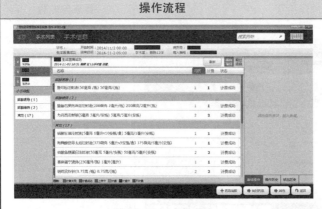 图 23-26　计费成功	
13. 销毁药品 （1）在手术取药列表界面，点击"药品销毁"按钮，进入药品销毁界面（图 23-27）（图 23-28） 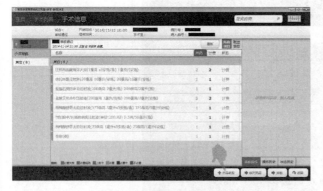 图 23-27　药品销毁界面 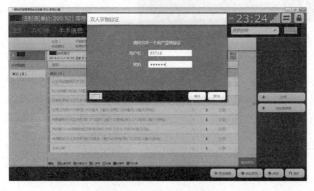 图 23-28　双人双锁验证	• 毒麻药品销毁需要与麻醉医师进行双人双锁验证 • 销毁药品需要在系统显示手术完成后方可进行 • 如未对剩余药品进行销毁，药车系统将无法结束手术

操作流程	要点与说明
（2）系统列出所有需要销毁的药品，选择药品，点击"销毁"，弹出销毁剂量输入界面，输入销毁剂量，点击"确定"（图23-29） 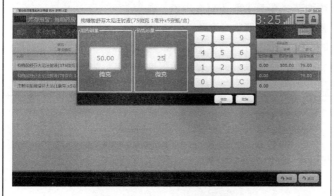 图23-29　输入销毁剂量界面 （3）双人核对将剩余毒麻药液推入医疗垃圾桶，注射器毁形后弃于医疗垃圾桶 （4）点击完成"销毁"（图23-30） 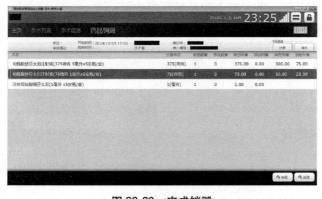 图23-30　完成销毁	
14. 结束手术　在手术取药界面，点击"其他"→"结束手术"	
15. 关闭药车系统　点击界面右上角的"注销"，返回电脑用户名登录系统界面，点击"关闭"	
16. 整理用物　将物品归位，整理并擦拭操作台	

操作流程	要点与说明
17. 注意事项 （1）需要低温储存的药品或库存不足时需要人工取药，经过 　　药车系统取药流程打印标签并核对 （2）计费完成后，如需继续取药，在手术取药列表界面，点 　　击"其他"→"新建医嘱列表"继续临时取药 （3）应急处理：系统故障时，使用钥匙打开药车后门，拨动 　　抽屉开关，打开抽屉，将抽屉拉至最外侧，按下受控抽 　　屉的电子开关，可打开药盒	

【参考文件】 无

【文件保留】 1 年

【附件】 无

【质控要点】

1. 用药前须双人核对药品，手术护士和麻醉医师均可。
2. 毒麻药品销毁需要与麻醉医师进行双人双锁验证。

【文件交付】

1. 医疗副院长
2. 护理部主任
3. 临床科室主任（麻醉科）
4. 科护士长（所有）
5. 护士长（所有护理单元）

智能药品管控系统使用技术评分标准

科室：　　　　　　　　　　　　　　　　　　　　　　　　　姓名：

项目	总分	技术操作要求	权重				得分	备注
			A	B	C	D		
操作 过程	90	卫生手消毒	5	3	1	0		
		检查药车系统	12	8	4	0		

续表

项目	总分	技术操作要求	权重				得分	备注
			A	B	C	D		
操作过程	90	开启药车系统	5	3	1	0		
		核对医嘱	5	3	1	0		
		准备取药	5	3	1	0		
		取药	8	6	3	0		
		粘贴标签	5	3	1	0		
		核对药品	5	3	1	0		
		扫描用药	5	3	1	0		
		放回未用药品	5	3	1	0		
		回收空安瓿	5	3	1	0		
		计费	5	3	1	0		
		销毁药品	5	3	1	0		
		结束手术	5	3	1	0		
		关闭药车系统	5	3	1	0		
		整理用物	5	3	1	0		
评价	10	及时排除故障	5	3	1	0		
		操作动作熟练、节力	5	3	1	0		
总分	100							

主考教师： 考核日期：

二十四、术后镇痛装置配置技术

postoperative analgesia device dispensing technique

【目的与适用范围】

制定本规章与流程的目的是规范护士为病人配置术后镇痛装置应遵循的操作程序，以保证用药正确。

【规章】

1. 护士对医嘱中的床号、姓名、药名、浓度、剂量、用法、时间有疑问或发现医嘱与药品说明书不符时，将其疑问告知医师并在电脑中将该医嘱退回。如未果，立即向上级医师报告，如上级医师同意则遵医嘱用药；如上级医师不同意用药，须重新开具医嘱。

2. 给药时应做到双人核对及"三查七对一注意"：三查是操作前、操作中、操作后查对；七对是指查对床号、姓名、药名、浓度、剂量、用法、时间；一注意是注意用药后反应。

【名词释义】 无

【流程】

（一）必需品

电子镇痛装置、治疗盘（安尔碘皮肤消毒剂、无菌棉签、污物杯）、一次性 10ml 注射器、一次性使用输液泵输液管路、无菌纱布、0.9%氯化钠注射液、药品（遵医嘱）、5 号电池 2 节、砂轮、输液架、速干手消毒剂、医疗垃圾桶、生活垃圾桶、利器盒。

（二）操作（以静脉自控镇痛装置为例）

操作流程	要点与说明
1. 洗手，戴口罩	

操作流程	要点与说明
2. 核对医嘱 两名护士共同持术后镇痛观察记录（附件7）、与医嘱核对床号、姓名、药名、浓度、剂量、用法、时间，无误后在术后镇痛观察记录上签字	• 确保执行的医嘱正确
3. 核对病人 清醒病人请病人说出姓名、床号、过敏史，护士复述病人姓名、床号，核对腕带信息；麻醉未清醒的病人双人核对腕带信息	• 保证病人正确
4. 评估 评估病人的病情和用药史、确认病人正在输注的药物与镇痛装置内的药物无配伍禁忌	• 禁止在输血管路上连接镇痛装置
5. 准备并检查用物 洗手，准备并检查用物 （1）检查各种物品在有效期内，一次性物品外包装完整 （2）核对药名、浓度、剂量、用法、时间正确；检查在有效期之内；无变色、沉淀、混浊、絮状物；瓶装药液瓶口无松动，瓶体无裂痕；袋装药液外包装密封完整，无渗漏 （3）药液现用现配，同时配制多种药品时查看配伍禁忌表 （4）双人核对安瓿，核对床号、姓名、药名、浓度、剂量用法、时间 （5）镇痛装置与自控输注按压导线连接紧密	
6. 消毒瓶塞 袋装输液去除外包装，安尔碘棉签消毒瓶塞	
7. 抽取药液 从安瓿中抽取药液	• 遵循无菌操作原则
8. 加药 将药物加入输液袋内，回抽输液袋内空气，拔出注射器，针头弃入利器盒	• 确保输液袋内无空气
9. 再次核对药品 请另一名护士将空安瓿或空药瓶与药品标签核对，确认无误后弃入利器盒，毒麻药物保留空安瓿，通知医师开具毒麻药品处方	• 确保配药正确
10. 安装镇痛装置 （1）一手固定输液袋，另一手持输液泵输液管路，刺入输液袋中心或设计好的刺入点 （2）第一次排气至卡匣，关闭卡匣，连接输液泵输液下端管路	• 确保卡匣内无空气 • 将卡匣放入后，再用手指轻压直到输液管路固定卡头发出"咔嚓"声后，再轻拉一下管路确保卡匣已妥善安装

续表

操作流程	要点与说明
(3) 将药袋装入镇痛泵袋内，固定卡匣于卡槽内 (4) 安装电池，开机自检	• 确保仪器正常运行
11. 设置镇痛装置 (1) 清除所有输液记录 (2) 遵医嘱选择疼痛管理模式 (3) 选用以 ml 为单位 (4) 遵医嘱设置输注速度、自控输入量、自控时间，按确定键 (5) 设置药液总量，按确认键 (6) 设置空气报警，按确认键 (7) 按确认键，检查设置 (8) 持术后镇痛观察记录（附件 7）与另一名护士再次核对 (9) 输入密码，锁定键盘	• 确保输注药液的量准确
12. 连接镇痛装置 (1) 将镇痛装置挂在输液架上，用安尔碘棉签由内向外消毒输液接头/三通 (2) 取下输液泵输液管路保护帽，按开始键，第二次排气至污物杯，与静脉管路连接，打开输液接头/三通	
13. 再次核对病人　查看术后镇痛观察记录（附件 7），核对腕带信息及药名	
14. 整理用物　卫生手消毒，整理用物	
15. 记录　洗手，在术后镇痛观察记录（附件 7）记录镇痛装置的开启时间	
16. 常见报警 (1) 电量不足，更换新电池 (2) 泵管卡匣报警，重新安装卡匣 (3) 上端阻塞，检查卡匣上端管路通畅 (4) 下端阻塞，检查卡匣下端管路通畅 (5) 管内空气报警，重新排气 (6) 药液即将输注完，更换药液/停止输注	• 配制药液时排尽空气

【参考文件】

1. 静脉治疗护理技术操作规范. 国家卫生和计划生育委员会，2014.
2. 临床护理实践指南. 中华人民共和国卫生部，2011.

3. 常用临床护理技术服务规范. 中华人民共和国卫生部，2010.

4. 护士条例. 中华人民共和国国务院，2008.

【文件保留】 1年

【附件】

附件7 术后镇痛观察记录

【质控要点】

1. 保证管路内无空气，将卡匣放入后，再用手指轻压直到输液管路固定卡头发出"咔嚓"声后，再轻拉一下管路确保卡匣已妥善安装。

2. 设置镇痛装置准确，确保病人用药量准确。

【文件交付】

1. 医疗副院长
2. 护理部主任
3. 临床科室主任（麻醉科）
4. 科护士长（所有）
5. 护士长（所有护理单元）

术后镇痛装置配置技术评分标准

科室：　　　　　　　　　　　　　　　　　　　　姓名：

项目	总分	技术操作要求	权重				得分	备注
			A	B	C	D		
操作过程	90	洗手，戴口罩	2	1	0	0		
		核对医嘱、核对病人	4	3	2	0		
		评估病人	10	6	2	0		
		准备并检查用物	4	3	2	0		
		消毒瓶塞	4	3	2	0		
		抽取药液	4	3	2	0		
		加药	4	3	2	0		
		回抽输液袋内空气	8	4	2	0		
		再次核对药品	4	2	1	0		
		第一次排气	2	1	0	0		

续表

项目	总分	技术操作要求	权重				得分	备注
			A	B	C	D		
操作过程	90	安装镇痛装置	10	6	4	0		
		设置镇痛装置	14	9	3	0		
		连接镇痛装置	10	7	2	0		
		再次核对病人	2	1	0	0		
		整理用物	4	3	2	0		
		记录	4	3	2	0		
评价	10	操作动作熟练、节力	4	3	2	0		
		能够处理常见报警	6	4	2	0		
总分	100							

主考教师：　　　　　　　　　　　　　　考核日期：

二十五、 超声引导下股神经置管术护理配合

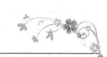

nursing cooperation of ultrasound guided femoral nerve block catheter insertion

【目的与适用范围】

制定本规章与流程的目的是规范护士配合麻醉医师进行超声引导下股神经置管应遵循的操作程序，以保证操作顺利进行。

【规章】 无

【名词释义】 无

【流程】

（一）必需品

治疗车、超声仪、超声探头、神经电刺激仪、一次性使用麻醉穿刺包、一次性使用神经刺激阻滞针及套包、一次性使用防护套、一次性 20ml 注射器、透明敷料、无菌纱布、碘附、治疗盘（安尔碘皮肤消毒剂、无菌棉签、污物杯）、0.9%氯化钠注射液、2%利多卡因注射液、1%罗哌卡因注射液、一次性使用电极片、砂轮、医用超声耦合剂、速干手消毒剂、医疗垃圾桶、生活垃圾桶、利器盒。

（二）操作

操作流程	要点与说明
1. 洗手，戴口罩	
2. 核对病人　清醒病人请病人说出姓名、床号、过敏史，护士复述病人姓名、床号，核对腕带信息；麻醉未清醒的病人双人核对腕带信息	• 确保病人正确
3. 解释并评估病人 （1）意识、病情、合作程度	

操作流程	要点与说明
（2）清醒病人解释操作目的及配合方法 （3）操作部位皮肤	
4. 准备并检查用物，卫生手消毒 （1）检查各种物品在有效期内，一次性物品外包装完整	• 确保无菌物品处于无菌状态
（2）检查并核对药名、浓度、剂量、用法、时间正确；在有效期内；无变色、沉淀、混浊、絮状物；袋装药液外包装密封完好，无渗漏 （3）超声仪处于备用状态，配件齐全 （4）神经刺激仪处于备用状态，配件齐全	
5. 连接电源　将超声仪电源线直接接入带有接地线的电源上	• 预防静电损坏机器
6. 开机自检　打开开关，自检	
7. 安置体位　协助病人取仰卧位，患侧足外旋，暴露穿刺部位	
8. 打开无菌物品 （1）卫生手消毒，按无菌原则，打开一次性使用麻醉穿刺包 （2）配合医师将碘附和 0.9%氯化钠注射液分别倒入一次性麻醉穿刺包内的治疗碗内 （3）打开无菌物品外包装，将外包装弃于生活垃圾桶内	• 遵循无菌原则操作
9. 抽取药液 （1）打开利多卡因安瓿 （2）药物标签朝上，配合台上医师抽药	• 抽药方法正确，防止药液污染
10. 打开无菌物品　依次打开一次性使用神经刺激阻滞针及套包、一次性使用防护套、透明敷料，递于台上医师	• 遵循无菌原则操作
11. 抽药　遵医嘱，按无菌的原则稀释罗哌卡因，备用	• 抽药方法正确，防止药液污染
12. 涂抹耦合剂　遵医嘱选择合适超声仪探头，均匀涂抹耦合剂与探头处	
13. 防护套套于超声仪探头和连接线　协助医师将防护套套于超声仪探头及连接线	• 使探头及连接线处于无菌状态
14. 连接导线 （1）正极导线安装电极片，贴于病人暴露在外面的皮肤上 （2）医师将神经刺激阻滞针末端两根导线递于护士，一根接神经刺激仪的负极导线，另一根与注射器连接	• 连接方法正确，防止污染

续表

操作流程	要点与说明
15. 调节神经刺激仪　打开神经刺激仪，遵医嘱调节电流大小	
16. 观察病情　医师操作期间，协助病人保持体位，观察病人生命体征的变化	
17. 注药　待导管放置到位后，遵医嘱回抽无回血后推药	• 每注药 5ml 后回抽一次，防止局麻药入血，保证病人安全
18. 连接镇痛装置　协助医师连接自控镇痛装置	
19. 操作后处理 （1）协助病人取舒适体位 （2）卫生手消毒，关闭超声仪拔出电源线，整理电源线	
20. 再次核对　清醒病人请病人说出姓名、床号、过敏史，护士复述病人姓名、床号，核对腕带信息；麻醉未清醒的病人双人核对腕带信息	
21. 卫生手消毒，整理用物并归位	• 保持整洁
22. 记录　洗手，在麻醉恢复室记录单（附件1）上记录操作时注药的药名、剂量、浓度及病人的疼痛强度评分	
23. 注意事项　操作过程中，注意病人隐私处的保护	

【参考文件】

邓小明，姚尚龙，于布为. 现代麻醉学. 北京：人民卫生出版社，2014.

【文件保留】　1年

【附件】

附件1 麻醉恢复室记录单

【质控要点】

1. 连接神经刺激仪，正极导线安装电极片，贴于病人暴露在外面的皮肤上，医师将神经刺激阻滞针末端递于护士，一端接于神经刺激仪的负极导线，一端与注射器连接。

2. 保证病人舒适，注意病人隐私处的保护。

【文件交付】

1. 医疗副院长
2. 护理部主任
3. 临床科室主任（麻醉科）
4. 科护士长（所有）
5. 护士长（所有护理单元）

超声引导下股神经置管术护理配合评分标准

科室：   姓名：

项目	总分	技术操作要求	权重				得分	备注
			A	B	C	D		
操作过程	90	洗手，戴口罩	2	1	0	0		
		核对病人	4	2	1	0		
		评估并解释	8	4	2	0		
		准备并检查用物	6	4	2	0		
		开机自检	6	4	2	0		
		安置体位	4	3	2	0		
		打开无菌物品	12	8	4	0		
		抽取药液	6	4	2	0		
		涂抹耦合剂	2	1	0	0		
		防护套套于超声探头及连接线	4	3	2	0		
		连接导线	4	3	2	0		
		观察病情	6	4	2	0		
		注药	12	8	4	0		
		调节神经刺激仪	4	3	2	0		
		操作后处理	4	3	2	0		
		整理用物	2	1	0	0		
		观察并记录	4	3	2	0		
评价	10	配合动作熟练、节力	4	3	2	0		
		沟通有效	2	1	0	0		
		注意病人隐私保护	4	3	2	0		
总分	100							

主考教师：   考核日期：

二十六、 单极电刀使用配合技术

cooperating technique of monopolar scalpel

【目的与适用范围】

制定本规章与流程的目的是规范护士配合医师使用单极电刀时应遵循的操作程序，使电刀正常工作，以保证手术的顺利进行。

【规章】 无

【名词释义】 无

【流程】

（一）必需品

电刀主机、脚踏控制开关（腔镜手术用）、无菌电刀笔（带有电刀盒）、无菌电钩及导线（腔镜手术用）、负极板、速干手消毒剂、医疗垃圾桶、生活垃圾桶、利器盒。

（二）操作

操作流程	要点与说明
1. 卫生手消毒	
2. 评估病人 （1）年龄、体重、皮肤情况 （2）手术部位、手术体位 （3）体内有无金属植入物、植入性心律转复除颤器、心脏起搏器、助听器 （4）是否佩戴金属首饰	• 为选择负极板的型号和粘贴部位提供依据 • 带有金属物品的病人禁止使用单极电刀，以免电灼伤 • 装有心脏起搏器、植入性心律转复除颤器的病人应咨询心脏科专家

操作流程	要点与说明
3. 准备并检查用物　卫生手消毒 （1）各种物品在有效期内，无菌物品外包装完整	• 确保无菌物品处于无菌状态
（2）电刀主机（图 26-1）处于备用状态，配件齐全，脚踏控制开关（图 26-2）线路接头连接紧密 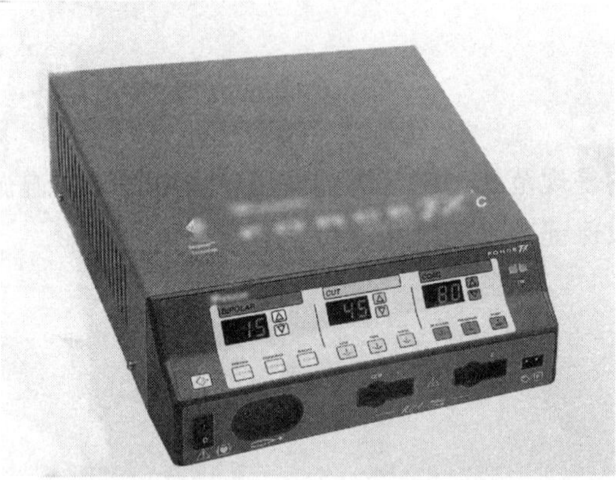 图 26-1　电刀主机 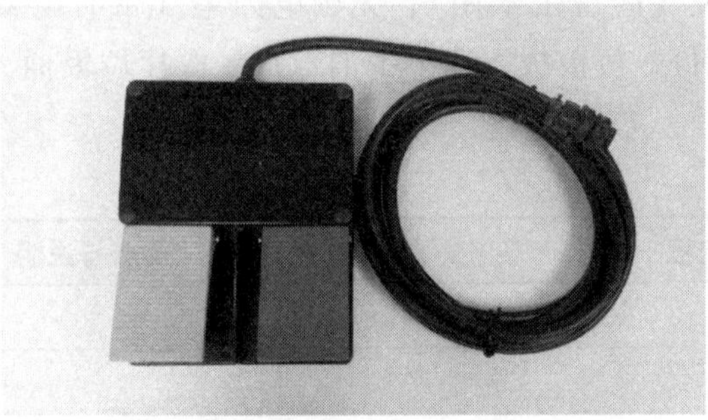 图 26-2　脚踏控制开关	• 一次性使用负极板不得重复使用，防止电流回流受阻导致的皮肤电灼伤
4. 连接电源　将电刀主机电源线直接接入带有接地线的电源插座上	• 预防静电损坏机器
5. 连接负极板　打开负极板（图 26-3）外包装弃于生活垃圾桶内，将负极板导线接入主机上的负极板插口（图 26-4）	

操作流程	要点与说明
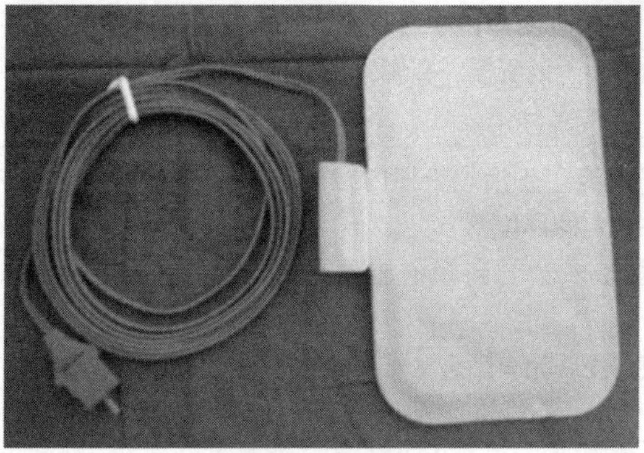 图 26-3　负极板 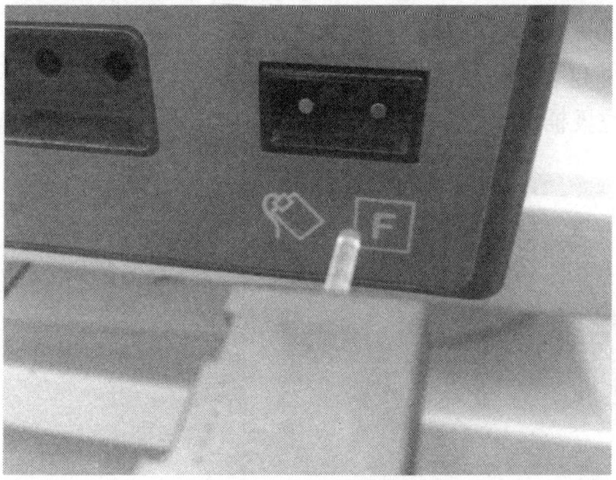 图 26-4　接入负极板插口	
6. 开机自检　打开主机开关，自检	
7. 选择负极板粘贴位置 （1）血管丰富、平坦肌肉区，避开脂肪组织或脂肪较厚的部位	• 血管肌肉丰富的区域血流丰富，电阻低，电流回流快
（2）毛发少或剃除毛发，避开皮肤皱褶、瘢痕、骨性隆起的部位	• 避免减少负极板的有效回流面积
（3）皮肤清洁干燥、无皮屑，避开液体可能积聚的部位	• 避免触电
（4）距离手术切口大于 15cm 但尽量接近手术部位	• 使电流以最短的时间、最少的距离流经人体
（5）尽量选择与手术部位同侧的身体部位	

续表

操作流程	要点与说明
(6) 距离 ECG 电极 15cm 以上，避免电流环路中通过金属植入物、除颤电极板、心脏起搏器、助听器、金属首饰 (7) 易于观察的部位	• 避免干扰电设备，防止旁路灼伤
8. 粘贴负极板　揭开负极板保护膜弃于生活垃圾桶内，检查黏胶面完好，将负极板粘贴在选定的部位 (1) 使用长方形负极板时，负极板长边与高频电流的来向垂直 (2) 平坦粘贴负极板，使负极板与皮肤完全贴合	• 最大限度接收体内的电流 • 应保持平整，防止局部电流过高或漏电
9. 确认病人安全　检查病人身体未与接地金属物（如金属手术床、操作台、支架等）接触，自身皮肤之间未接触	• 防止旁路电流灼伤皮肤
10. 打开无菌物品　卫生手消毒，打开无菌电刀笔（图 26-5）/无菌电钩及导线（图 26-6）外包装，待刷手护士取出无菌物品后，将外包装弃于生活垃圾桶内 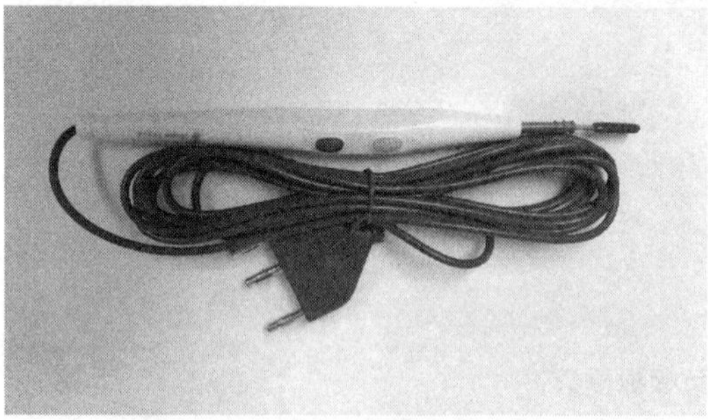 图 26-5　电刀笔 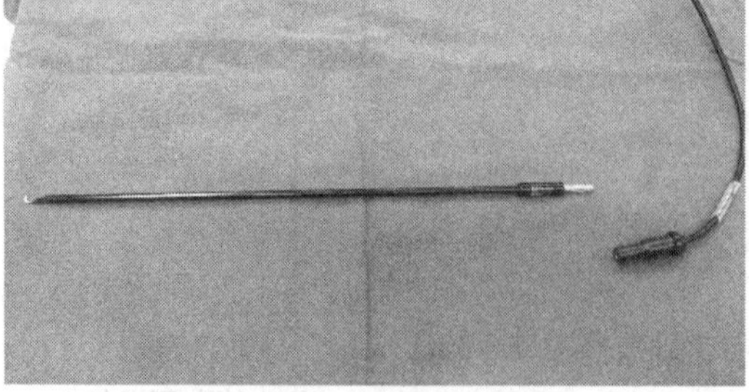 图 26-6　电钩及导线	

续表

操作流程	要点与说明
11. 连接无菌电刀笔/电钩 （1）连接电刀笔 1）刷手护士将电刀笔笔体、电刀盒及足够长度的导线固定于无菌手术台 2）将刷手护士递下的电刀笔导线尾端接入主机上的电刀笔插口（图26-7） 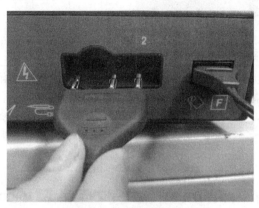 图26-7　接入电刀笔插口 （2）连接电钩（腔镜手术） 1）刷手护士将电钩与电钩导线头端连接 2）刷手护士将足够长度的电钩导线固定于无菌手术台 3）确认脚踏控制开关连接的插口 4）将刷手护士递下的电钩导线尾端接入主机上与脚踏控制开关相对应的电刀笔插口（图26-8，图26-9） 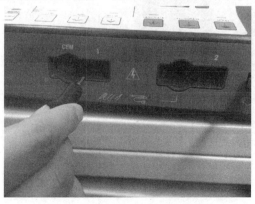 图26-8　接入电钩插口	• 脚踏控制开关插口分别为 1 和 2，电钩对应插口也为 1 和 2，确保一一对应，否则无法激发使用

续表

操作流程	要点与说明
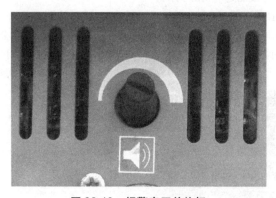图 26-9 对应的脚踏控制开关插口	
12. 调节功率 遵医嘱调节输出功率，调节的水平应为可以达到作用目的的最小功率，且应由小到大逐渐调试	• 减少高频电流对非目标组织的损伤 • 不可盲目增大输出功率，以免造成非目标组织的损伤
13. 配合术中使用 （1）手术医师暂停使用电刀笔时，刷手护士及时将其放置于电刀盒内 （2）手术医师每次操作后，刷手护士查看电刀头，及时清除焦痂组织 （3）出现报警音应立即中止使用，检查原因（图 26-10） 图 26-10 报警音开关旋钮 （4）发生故障时及时排除 1）在常规使用功率下，使用效果差或无法正常工作时，应先检查负极板与病人的连接情况	• 防止误激发电刀灼伤病人 • 保持电刀清洁干燥，保证良好的传导功能 • 禁止关闭报警系统声音

续表

操作流程	要点与说明
2）电钩不能正常使用时，检查电钩导线与主机是否连接紧密，是否与脚踏控制开关插口相对应 3）故障不能解决时及时更换，并联系维修工程师	
14. 使用后处理 （1）关闭电刀主机开关 （2）拔出电刀笔和负极板与主机相连接的插头 （3）刷手护士拔下电刀头弃于利器盒内，剪断电刀导线毁形处理并弃于医疗垃圾桶内 （4）缓慢揭除负极板，剪断负极板导线毁形处理并将负极板对折粘贴后弃于医疗垃圾桶内 （5）检查负极板粘贴部位皮肤，若有损伤及时报告医师处理	• 防止重复使用
15. 整理用物 卫生手消毒，拔出电源，清洁电刀主机，归位备用。洗手	
16. 注意事项 （1）避免在有挥发性、易燃易爆气体的环境中使用 （2）禁止开放给氧，避免在高氧浓度环境中使用电刀 （3）在气道部位手术使用电刀时应暂时移开氧气 （4）在使用碘酊、75%乙醇溶液消毒时，必须在确定完全干燥后方可使用电刀	• 高频电刀在使用时会形成电弧，遇到易燃物时会燃烧或爆炸

【参考文件】

朱丹，周力. 手术室护理学. 北京：人民卫生出版社，2008.

【文件保留】 1 年

【附件】 无

【质控要点】

1. 负极板粘贴应选择血管丰富、平坦肌肉区；距离手术切口大于 15cm 但尽量接近手术部位；距离 ECG 电极 15cm 以上，避免电流环路中通过金属植入物、除颤电极板、心脏起搏器、助听器、金属首饰。

2. 负极板的长边与高频电流的来向垂直。

3. 检查病人身体未与接地金属物（如金属手术床、操作台、支架等）接触，自身皮肤之间未接触。

4. 根据手术部位及手术医师需求调节功率，调节的水平应为可以达到作用目的的最小功率，且应由小到大逐渐调试。

5. 电刀笔在不使用时应放置于电刀盒内。

【文件交付】

1. 医疗副院长
2. 护理部主任
3. 临床科室主任（麻醉科）
4. 科护士长（所有）
5. 护士长（所有护理单元）

单极电刀使用配合技术评分标准

科室： 姓名：

项目	总分	技术操作要求	权重				得分	备注
			A	B	C	D		
操作过程	90	卫生手消毒	2	1	0	0		
		评估病人	10	6	2	0		
		准备并检查用物	5	3	1	0		
		连接电源	3	2	1	0		
		连接负极板	3	2	1	0		
		开机自检	3	2	1	0		
		选择负极板粘贴位置	20	12	4	0		
		粘贴负极板	8	6	3	0		
		确认病人安全	4	3	2	0		
		打开无菌物品	4	3	2	0		
		连接无菌电刀笔/电钩	6	4	2	0		
		调节功率	4	3	2	0		
		配合术中使用	8	6	3	0		
		使用后处理	6	4	2	0		
		整理用物	4	3	2	0		
评价	10	操作动作熟练	5	3	1	0		
		注意事项阐述全面清晰	5	3	1	0		
总分	100							

主考教师： 考核日期：

二十七、 双极电刀使用配合技术

cooperating technique of bipolar coagulation

【目的与适用范围】

制定本规章与流程的目的是规范护士配合医师使用双极电刀时应遵循的操作程序，使双极电刀正常工作，以保证手术的顺利进行。

【规章】 无

【名词释义】 无

【流程】

（一）必需品

电刀主机、无菌双极镊/钳及连接线、脚踏控制开关、速干手消毒剂、生活垃圾桶。

（二）操作

操作流程	要点与说明
1. 卫生手消毒	
2. 准备并检查用物 （1）检查无菌双极及连接线（图 27-1）外包装完好，在有效期内，消毒灭菌标识显示为灭菌状态 （2）电刀主机处于备用状态，配件齐全，脚踏控制开关（图 27-2）线路接头与主机连接紧密（图 27-3）	• 确保无菌物品处于无菌状态

续表

操作流程	要点与说明
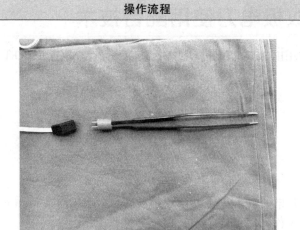 图 27-1　无菌双极镊及连接线 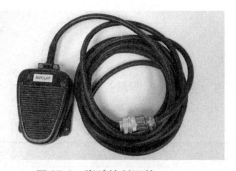 图 27-2　脚踏控制开关 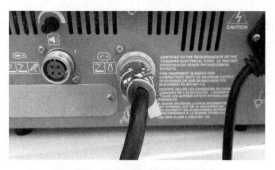 图 27-3　连接双极脚踏控制开关	

操作流程	要点与说明
3. 连接电源　将主机电源线直接接入带有接地线的电源上	• 预防静电损坏机器
4. 开机自检　打开主机开关，自检	
5. 打开无菌物品　卫生手消毒，依次打开无菌双极镊/钳及连接线外包装，待刷手护士取出无菌物品后，将外包装弃于生活垃圾桶内	• 遵循无菌原则操作
6. 连接双极 （1）刷手护士将双极镊/钳和连接线连接紧密 （2）刷手护士将连接线固定于无菌手术台上 （3）将刷手护士递下的双极连接线尾端接入主机上的双极插口（图27-4） 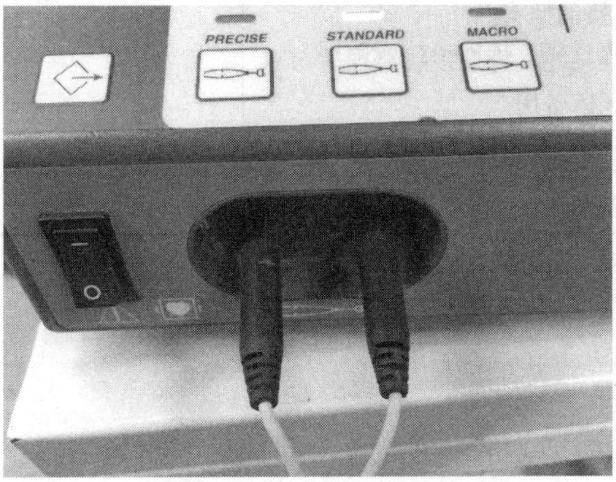 图27-4　连接双极连接线	
7. 放置脚踏　将脚踏控制开关放置在便于手术医师操作的最佳位置	
8. 调节功率　遵医嘱调节输出功率	• 调节的水平应为可以达到作用目的的最小功率，且应由小到大逐渐调试
9. 配合术中使用 （1）手术医师在不使用双极时，刷手护士应及时将其放置于电刀盒内	• 防止误激发灼伤病人

操作流程	要点与说明
（2）手术医师每次操作后，刷手护士查看双极镊/钳，及时用温布清除焦痂组织	• 保持双极镊/钳清洁干燥，保证良好的传导功能 • 禁止用锐器刮除
（3）遵医嘱更换不同型号的双极镊/钳 （4）发生故障时及时排除 1）在常规使用功率下，使用效果差或无法正常工作时，检查双极连接线或脚踏线的连接情况 2）故障不能解决时及时更换，并联系维修工程师	
10. 使用后处理 （1）关闭电刀主机开关 （2）拔出双极连接线与主机相连接的插头 （3）刷手护士断开双极镊/钳与连接线，将连接线整理后与双极镊/钳一同交予专人清洁灭菌备用	
11. 整理用物 拔出电源线，整理电源线及脚踏板，清洁电刀主机及脚踏控制开关，归位备用。洗手	• 保持整洁

【参考文件】　无

【文件保留】　1 年

【附件】　无

【质控要点】　无

【文件交付】

1. 医疗副院长
2. 护理部主任
3. 临床科室主任（麻醉科）
4. 科护士长（所有）
5. 护士长（所有护理单元）

双极电刀使用配合技术评分标准

科室：   姓名：

项目	总分	技术操作要求	权重				得分	备注
			A	B	C	D		
操作过程	90	卫生手消毒	5	3	1	0		
		准备并检查用物	15	9	3	0		
		连接电源	3	2	1	0		
		开机自检	3	2	1	0		
		打开无菌物品	6	4	2	0		
		连接双极	15	9	3	0		
		放置脚踏	5	3	1	0		
		调节功率	8	6	3	0		
		配合术中使用	20	12	4	0		
		使用后处理	6	4	2	0		
		整理用物	4	3	2	0		
评价	10	操作动作熟练	5	3	1	0		
		保证病人安全	5	3	1	0		
总分	100							

主考教师：   考核日期：

二十八、 氩气刀使用配合技术

cooperating technique of argon plasma coagulation

【目的与适用范围】

制定本规章与流程的目的是规范护士配合医师使用氩气刀时应遵循的操作程序，使氩气刀正常工作，以保证手术的顺利进行。

【规章】 无

【名词释义】 无

【流程】

（一）必需品

电外科工作站（带有氩气刀模块）、无菌氩气刀头及连接线、负极板、速干手消毒剂、医疗垃圾桶、生活垃圾桶。

（二）操作

操作流程	要点与说明
1. 卫生手消毒	
2. 评估病人 （1）年龄、体重、皮肤情况 （2）手术部位、手术体位 （3）体内有无金属植入物、植入性心律转复除颤器、心脏起搏器、助听器 （4）是否佩戴金属首饰	• 为选择负极板的型号和粘贴部位提供依据 • 带有金属物品的病人禁止使用氩气刀，以免电灼伤 • 装有心脏起搏器、植入性心律转复除颤器的病人应咨询心脏科专家
3. 准备并检查用物 卫生手消毒 （1）各种物品在有效期内，无菌物品外包装完整	• 确保无菌物品处于无菌状态

操作流程	要点与说明
（2）电外科工作站（图 28-1）处于备用状态，配件齐全，各线路接头连接紧密 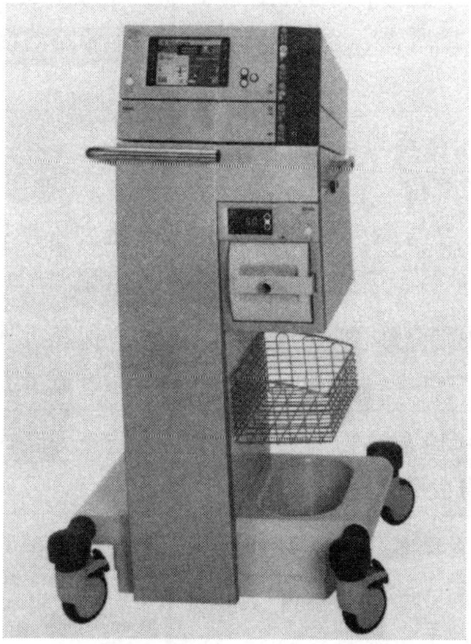 图 28-1　电外科工作站（带有氩气刀模块）	• 一次性使用负极板不得重复使用，防止电流回流受阻导致的皮肤电灼伤
（3）打开氩气瓶开关，检查氩气容量在 20Bar 以上且无漏气	• 使用纯度为 99.998%以上的氩气，并保证气体容量充足
4. 连接电源　将工作站电源线直接接入带有接地线的电源插座上	• 预防静电损坏机器
5. 连接负极板　打开负极板外包装弃于生活垃圾桶内，将负极板导线接入主机上的负极板插口	
6. 开机自检　打开主机开关，自检	
7. 选择负极板粘贴位置 （1）血管丰富、平坦肌肉区，避开脂肪组织或脂肪较厚的部位	• 血管肌肉丰富的区域血流丰富，电阻低，电流回流快
（2）毛发少或剔除毛发，避开皮肤皱褶、瘢痕、骨性隆起的部位	• 避免减少负极板的有效回流面积
（3）皮肤清洁干燥、无皮屑，避开液体可能积聚的部位	• 避免触电

续表

操作流程	要点与说明
（4）距离手术切口大于 15cm 但尽量接近手术部位 （5）尽量选择与手术部位同侧的身体部位 （6）距离 ECG 电极 15cm 以上，避免电流环路中通过金属植入物、除颤电极板、心脏起搏器、助听器、金属首饰 （7）易于观察的部位	• 使电流以最短的时间、最少的距离流经人体 • 避免干扰电设备，防止旁路灼伤
8. 粘贴负极板　揭开负极板保护膜弃于生活垃圾桶内，检查黏胶面完好，将负极板粘贴在选定的部位 （1）使用长方形负极板时，负极板长边与高频电流的来向垂直 （2）平坦粘贴负极板，使负极板与皮肤完全贴合	• 最大限度接收体内的电流 • 应保持平整，防止局部电流过高或漏电
9. 确认病人安全　检查病人身体未与接地金属物（如金属手术床、操作台、支架等）接触，自身皮肤之间未接触	• 防止旁路灼伤
10. 打开无菌物品　卫生手消毒，打开无菌氩气刀头及连接线外包装，待刷手护士取出无菌物品后，将外包装弃于生活垃圾桶内	• 遵循无菌原则操作
11. 连接氩气刀 （1）刷手护士将氩气刀头与连接线头端相连，并将足够长度的导线固定于无菌手术台 （2）将刷手护士递下的氩气刀连接线尾端的气体管路端及电缆端分别接入主机上的氩气插口及多功能插口（图 28-2，图 28-3） 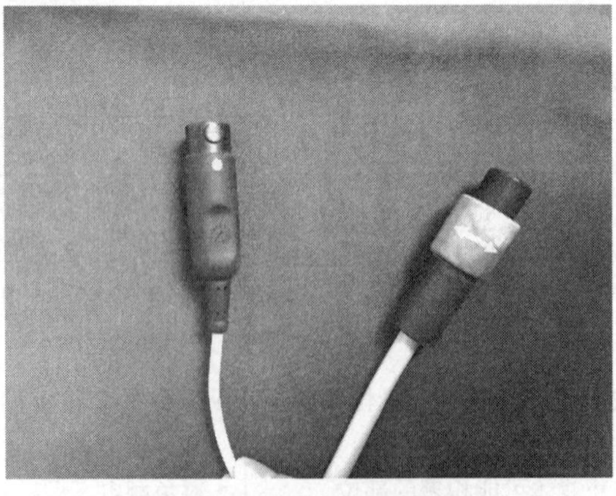 图 28-2　氩气刀连接线尾端	

操作流程	要点与说明
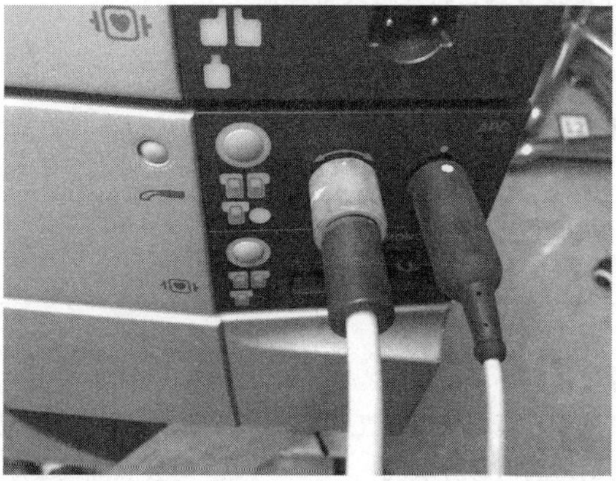 　图 28-3　对应插口	
12. 设置参数　遵医嘱设置使用的氩气模式、效果、流量以及功率	
13. 配合术中使用 （1）手术医师暂停使用氩气刀时，刷手护士及时将其放置于电刀盒内 （2）手术医师每次操作后，刷手护士查看氩气刀头，及时清除焦痂组织 （3）出现报警音应立即中止使用，检查原因 （4）发生故障时及时排除 1）在常规使用功率下，使用效果差或无法正常工作时，应检查负极板与病人的连接情况和氩气瓶的压力 2）故障不能解决时及时更换，并联系维修工程师	• 防止误激发氩气刀灼伤病人 • 保持刀头清洁干燥，保证良好的传导功能 • 禁止关闭报警系统 • 不可盲目增大输出功率 • 压力过低时及时充气或更换气瓶
14. 使用后处理 （1）查看气瓶内压力后关闭气瓶开关，若容量小于 20Bar 需充气或更换气瓶 （2）关闭氩气刀主机开关 （3）拔出氩气刀连接线和负极板与主机相连接的插头	• 保证氩气容量充足，不影响下次使用

续表

操作流程	要点与说明
(4) 刷手护士将氩气刀刀头与连接线分离，将连接线整理盘绕后一并交予专人清洗、消毒、备用 (5) 缓慢揭除负极板，剪断负极板导线毁形处理并将负极板对折粘贴后弃于医疗垃圾桶内 (6) 检查负极板粘贴部位皮肤，若有损伤及时报告医师处理	
15. 整理用物　卫生手消毒，拔出电源，清洁氩气刀主机，归位备用。洗手	
16. 注意事项 (1) 避免在有挥发性、易燃易爆气体的环境中使用 (2) 禁止开放给氧，避免在高氧浓度环境中使用氩气刀 (3) 在气道部位手术使用氩气刀时应暂时移开氧气 (4) 在使用碘酊、75%乙醇溶液消毒时，必须在确定完全干燥后方可使用氩气刀	• 氩气刀在使用时会形成电弧，遇到易燃物时会燃烧或爆炸

【参考文件】　无

【文件保留】　1 年

【附件】　无

【质控要点】

　　使用前检查氩气瓶内氩气容量在 20Bar 以上。使用后应查看气瓶内压力后关闭气瓶开关，若气体容量小于 20Bar 需充气或更换气瓶，保证氩气容量充足，不影响下次使用。

【文件交付】

1. 医疗副院长
2. 护理部主任
3. 临床科室主任（麻醉科）
4. 科护士长（所有）
5. 护士长（所有护理单元）

氩气刀使用配合技术评分标准

科室：   姓名：

项目	总分	技术操作要求	权重				得分	备注
			A	B	C	D		
操作过程	90	卫生手消毒	2	1	0	0		
		评估病人	12	8	4	0		
		准备并检查用物	6	4	2	0		
		连接电源	2	1	0	0		
		连接负极板	2	1	0	0		
		开机自检	2	1	0	0		
		选择负极板粘贴位置	20	12	4	0		
		粘贴负极板	8	6	3	0		
		确认病人安全	4	3	2	0		
		打开无菌物品	4	3	2	0		
		连接氩气刀	6	4	2	0		
		设置参数	4	3	2	0		
		配合术中使用	8	6	3	0		
		使用后处理	6	4	2	0		
		整理用物	4	3	2	0		
评价	10	操作动作熟练	5	3	1	0		
		注意事项阐述全面清晰	5	3	1	0		
总分	100							

主考教师：   考核日期：

二十九、 超声刀使用配合技术

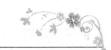

cooperating technique of ultrasonic scalpel

【目的与适用范围】

制定本规章与流程的目的是规范护士配合医师使用超声刀时应遵循的操作程序，使超声刀正常工作，以保证手术的顺利进行。

【规章】 无

【名词释义】 无

【流程】

（一）必需品

超声刀主机、脚踏控制开关（按需）、无菌超声刀头、无菌超声刀手柄转换线、无菌扭力扳手、0.9%氯化钠注射液、速干手消毒剂、医疗垃圾桶、生活垃圾桶。

（二）操作

操作流程	要点与说明
1. 卫生手消毒	
2. 准备并检查用物 （1）各种物品在有效期内，无菌物品外包装完整	• 确保无菌物品处于无菌状态
（2）超声刀主机（图 29-1）处于备用状态，配件齐全，脚踏控制开关（图 29-2）线路接头与主机连接紧密（图 29-3）	

续表

操作流程	要点与说明

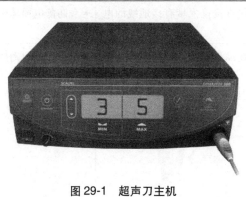

图 29-1　超声刀主机

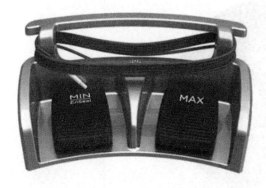

图 29-2　脚踏控制开关

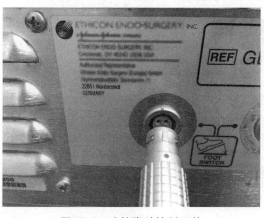

图 29-3　连接脚踏控制开关

操作流程	要点与说明
3. 连接电源　将超声刀主机电源线直接接入带有接地线的电源插座上	• 预防静电损坏机器
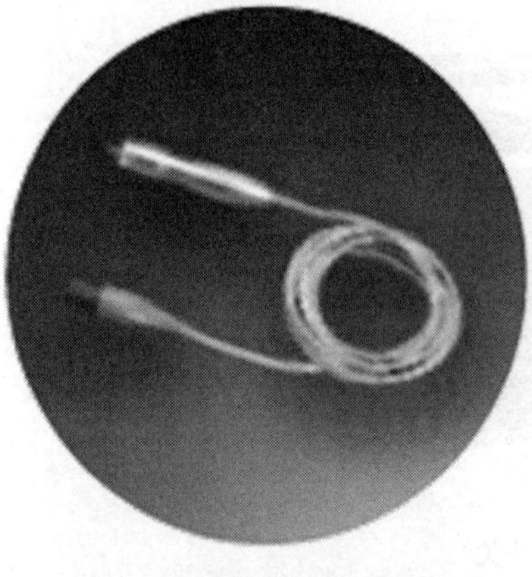 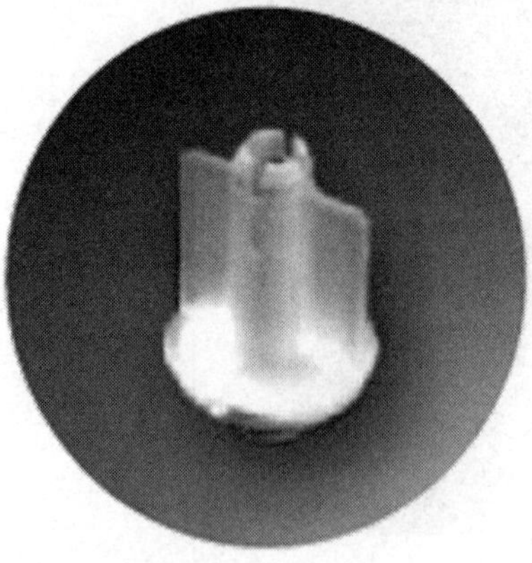 4. 打开无菌物品　依次打开无菌物品外包装，待刷手护士无菌取出超声刀（图 29-4）、超声刀手柄转换线（图 29-5）、扭力扳手（图 29-6）后，将外包装弃于生活垃圾桶内 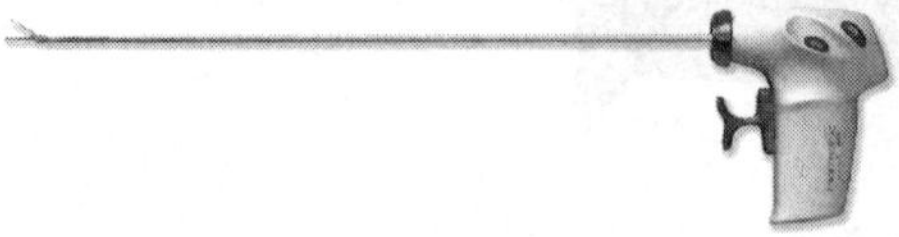	• 遵循无菌原则操作

图 29-4　超声刀头

图 29-5　超声刀手柄转换线

图 29-6　扭力扳手

续表

操作流程	要点与说明
5. 连接超声刀 （1）刷手护士一手持超声刀手柄转换线，另一手持超声刀头，两者垂直连接，顺时针拧紧后，关闭刀头，将扭力扳手从刀头远端套入至延长杆底部，顺时针旋转扭力扳手旋紧刀头，听到"咔、咔"两声后即可停止 （2）刷手护士将超声刀手柄转换线头端预留足够的长度并固定于无菌手术台上 （3）将刷手护士递下的超声刀手柄转换线尾端接入超声刀主机的插口	• 安装刀头时动作应轻柔，不可使用暴力，避免损伤超声刀头及转换线 • 依据标识点对点接入，防止损伤接头
6. 开机自检 （1）打开主机开关，自检，正常自检时间为3~5秒 （2）待机键指示灯亮，按下待机键，工作指示灯亮（图29-7） 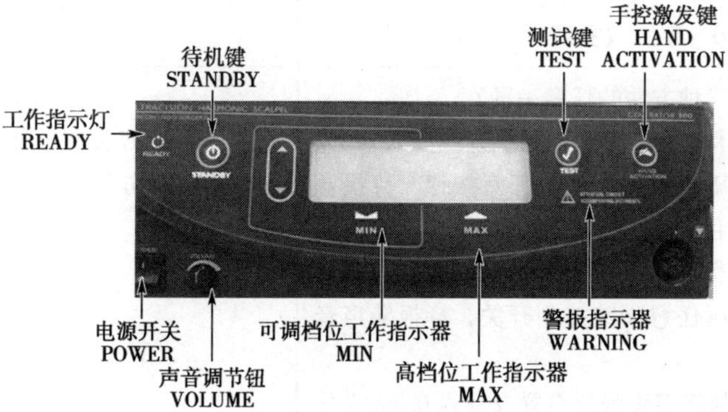 图29-7　超声刀面板	
7. 调节功率　遵医嘱调节输出功率	• 输出功率应为可以达到作用目的的最小功率，且应由小到大逐渐调试
8. 选择控制方式　遵医嘱选择手柄控制或脚踏控制 （1）若为手柄控制，按下手控激发键（图29-8） （2）若为脚踏控制，将脚踏控制开关放置在便于手术医师操作的最佳位置	• 此时两种控制方法均可使用

操作流程	要点与说明
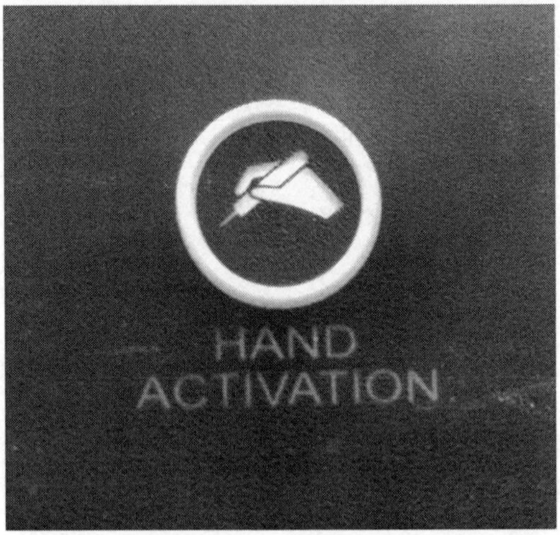 图 29-8　手控激发键	
9. 测试超声刀（选择以下三种方法的任意一种） （1）手柄控制操作时：手术医师将刀头张开空置或浸入 0.9% 氯化钠注射液中，按压超声刀手柄上任意按钮，待报警声音转至正常即可使用 （2）脚踏控制操作时：手术医师将刀头张开空置或浸入 0.9% 氯化钠注射液中，踩压任意脚踏控制开关，待报警声音转至正常即可使用 （3）协助操作：待手术医师将刀头张开空置或浸入 0.9% 氯化钠注射液中，在主机面板上按压检测键，待报警声音转至正常即可使用	• 避免超声刀头前端闭合空激发损伤刀头
10. 配合术中使用 （1）提醒手术医师刀头不要碰到金属物品、骨骼 （2）提醒手术医师用刀头的前 2/3 部分夹持组织 （3）提醒手术医师超声刀持续激发时间不得超过 10 秒 （4）建议手术医师不要在血液中使用超声刀	• 以免刀头断裂 • 过多易使手柄握力太大而断裂，过少易损伤刀头 • 激发时间过长会损坏刀头上的白色护垫，影响使用 • 以免对刀头造成损伤

续表

操作流程	要点与说明
（5）要及时清除刀头上的附着物和血迹，每隔 10~15 分钟把刀头浸在 0.9%氯化钠注射液中，用 MAX 挡轻轻震动清洗，使刀头里的组织和血块冲出	• 避免刀头堵塞
（6）发生故障时及时排除 1）超声刀报警时，查看显示屏报警信息，根据报警信息重新连接超声刀头或手柄转换线 2）在手柄控制下超声刀不工作时，给予脚踏控制开关 3）故障不能解决时及时更换，并联系维修工程师	• 禁止关闭报警系统
11. 使用后处理 （1）关闭超声刀主机开关 （2）拔出超声刀手柄转换线与主机相连接的插头 （3）刷手护士将超声刀刀头拆除并毁形处理，弃于医疗垃圾桶内 （4）刷手护士将超声刀手柄转换线盘旋并与扭力扳手一同交予专人清洁灭菌备用	• 建议超声刀手柄转换线盘旋放置时应保持线圈直径≥10cm，防止连线扭曲折断手柄转换线 • 应轻拿轻放，避免重压折断转换线
12. 整理用物　拔出电源线，整理电源线及脚踏控制开关，清洁超声刀主机及脚踏，归位备用。洗手	• 保持整洁

【参考文件】　无

【文件保留】　1 年

【附件】　无

【质控要点】

超声刀头检测时须将刀头张开空置或浸入 0.9%氯化钠注射液中，避免超声刀头前端闭合空激发，以免损伤刀头。

【文件交付】

1. 医疗副院长
2. 护理部主任
3. 临床科室主任（麻醉科）
4. 科护士长（所有）
5. 护士长（所有护理单元）

超声刀使用配合技术评分标准

科室：　　　　　　　　　　　　　　　　　　　　　　　　　姓名：

项目	总分	技术操作要求	权重				得分	备注
			A	B	C	D		
操作过程	90	卫生手消毒	5	3	1	0		
		准备并检查用物	15	9	3	0		
		连接电源	2	1	0	0		
		打开无菌物品	4	3	2	0		
		连接超声刀	12	8	4	0		
		开机自检	2	1	0	0		
		调节功率	4	3	2	0		
		选择控制方式	4	3	2	0		
		测试超声刀	12	8	4	0		
		配合术中使用	20	12	4	0		
		使用后处理	6	4	2	0		
		整理用物	4	3	2	0		
评价	10	操作动作熟练、节力	5	3	1	0		
		保证病人安全	5	3	1	0		
总分	100							

主考教师：　　　　　　　　　　　　　　　考核日期：

三十、 结扎束组织融合器使用配合技术

cooperating technique of LigaSure tissue fusion

【目的与适用范围】

制定本规章与流程的目的是规范护士配合医师使用结扎束组织融合器时应遵循的操作程序，使结扎束组织融合器正常工作，以保证手术的顺利进行。

【规章】 无

【名词释义】

结扎束组织融合器（LigaSure tissue fusion）：用于闭合最大达 7mm 的脉管、淋巴管和组织束的能量平台。

【流程】

（一）必需品

能量平台（带有结扎束组织融合器功能模块）、无菌 LigaSure 器械、脚踏控制开关（按需）、速干手消毒剂、医疗垃圾桶、生活垃圾桶。

（二）操作

操作流程	要点与说明
1. 卫生手消毒	
2. 准备并检查用物 （1）各种物品在有效期内，无菌物品外包装完整	• 确保无菌物品处于无菌状态
（2）能量平台处于备用状态，配件齐全（图30-1），脚踏控制开关（图30-2）线路接头与主机连接紧密	

189

续表

操作流程	要点与说明
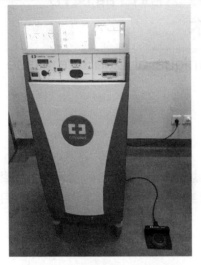 图 30-1　能量平台、脚踏开关 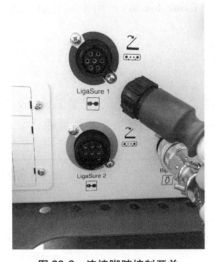 图 30-2　连接脚踏控制开关	
3. 连接电源　将能量平台电源线直接接入带有接地线的电源插座上	• 预防静电损坏机器
4. 打开无菌物品　打开无菌 LigaSure 器械（图 30-3）外包装，待刷手护士无菌取出后，将外包装弃于生活垃圾桶内	• 遵循无菌原则操作

续表

操作流程	要点与说明
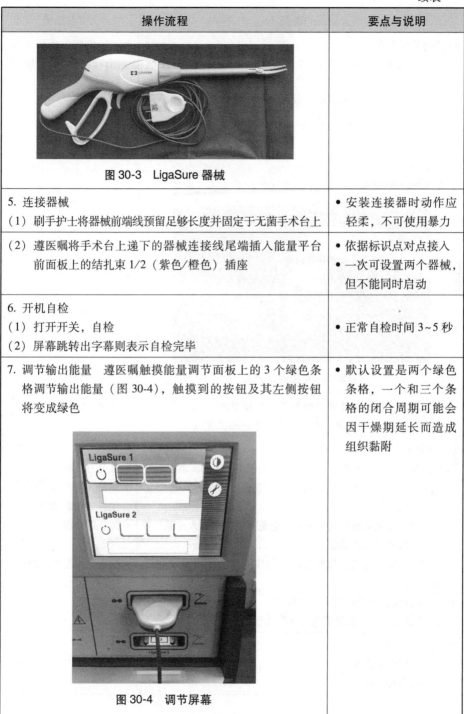图 30-3　LigaSure 器械	
5. 连接器械 （1）刷手护士将器械前端线预留足够长度并固定于无菌手术台上	• 安装连接器时动作应轻柔，不可使用暴力
（2）遵医嘱将手术台上递下的器械连接线尾端插入能量平台前面板上的结扎束 1/2（紫色/橙色）插座	• 依据标识点对点接入 • 一次可设置两个器械，但不能同时启动
6. 开机自检 （1）打开开关，自检 （2）屏幕跳转出字幕则表示自检完毕	• 正常自检时间 3~5 秒
7. 调节输出能量　遵医嘱触摸能量调节面板上的 3 个绿色条格调节输出能量（图 30-4），触摸到的按钮及其左侧按钮将变成绿色 图 30-4　调节屏幕	• 默认设置是两个绿色条格，一个和三个条格的闭合周期可能会因干燥期延长而造成组织黏附

191

操作流程	要点与说明
8. 选择控制方式 （1）按住器械后部的手控启动按钮可以进行手柄控制（图 30-5） （2）若需脚踏控制，将脚踏控制开关连接线尾端插在相对应的结扎束 1/2（紫色/橙色）插孔中，置于方便手术医师操作的最佳位置 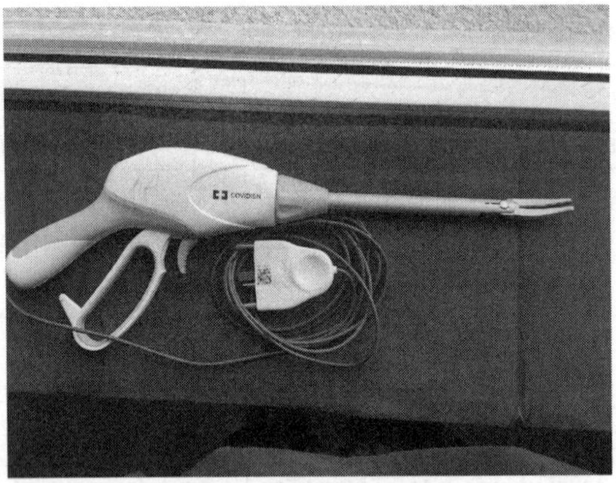 图 30-5　手控激发键图	• 两种控制方法均可使用，以方便手术医师操作
9. 测试器械　手术医师将器械头端夹住浸湿的盐水纱布，手控/脚控启动熔合功能，纱布产生水雾则测试完成	• 确保闭合器正常使用
10. 配合术中使用 （1）提醒手术医师不要在任何金属物上使用 LigaSure 器械 （2）手术医师每次操作后，刷手护士查看电刀头，及时清除焦痂组织 （3）使用后器械头端有剩余热量，避免直接接触病人皮肤 （4）发生故障时及时排除 1）"检查器械"报警：按照屏幕上的建议提示使用者采取纠正措施 2）"重新启动"报警：松开控制开关，重新启动闭合周期 3）故障不能解决时及时更换，并联系维修工程师	• 以免刀头断裂 • 焦痂积聚可能会降低闭合或切割效果 • 防止灼伤病人 • 禁止关闭报警系统
11. 使用后处理 （1）关闭能量平台开关 （2）拔出器械连接线尾端插头	

操作流程	要点与说明
（3）将一次性器械毁形并弃于医疗垃圾桶内，可重复使用的器械整理好后交予专人清洁灭菌备用	
12. 整理用物 （1）拔出并整理电源线 （2）清洁主机及脚踏，归位备用 （3）洗手	

【参考文件】 无

【文件保留】 1 年

【附件】 无

【质控要点】

遵医嘱将手术台上递下的器械连接线尾端插入能量平台前面板上的结扎束 1/2（紫色/橙色）插座；若需脚踏控制，将脚踏控制开关连接器尾端插在相对应的紫色/橙色插孔中，置于方便手术医师操作的位置。

【文件交付】

1. 医疗副院长
2. 护理部主任
3. 临床科室主任（麻醉科）
4. 科护士长（所有）
5. 护士长（所有护理单元）

结扎束组织融合器使用配合技术评分标准

科室：　　　　　　　　　　　　　　　　　　　　　姓名：

项目	总分	技术操作要求	权重				得分	备注
			A	B	C	D		
操作过程	90	卫生手消毒	5	3	1	0		
		准备并检查用物	8	6	3	0		
		连接电源	5	3	1	0		

续表

项目	总分	技术操作要求	权重				得分	备注
			A	B	C	D		
操作过程	90	打开无菌物品	5	3	1	0		
		连接器械	12	8	4	0		
		开机自检	5	3	1	0		
		调节输出能量	5	3	1	0		
		选择控制方式	5	3	1	0		
		测试器械	10	6	2	0		
		配合术中使用	20	12	4	0		
		使用后处理	5	3	1	0		
		整理用物	5	3	1	0		
评价	10	操作过程无污染	5	3	1	0		
		操作动作熟练、节力	3	2	1	0		
		配合过程积极主动	2	1	0	0		
总分	100							

主考教师： 考核日期：

三十一、 射频治疗仪使用配合技术

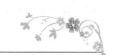

cooperating technique of radio frequency therapeutic apparatus

【目的与适用范围】

制定本规章与流程的目的是规范护士配合医师使用射频治疗仪进行手术时应遵循的操作程序，使射频治疗仪正常工作，以保证手术的顺利进行。

【规章】 无

【名词释义】 无

【流程】

（一）必需品

射频治疗仪主机、脚踏控制开关、无菌电外科电极、无菌电极连接线、回路连接线 2 根（按需）、一次性回路电极板、速干手消毒剂、医疗垃圾桶、生活垃圾桶、利器盒。

（二）操作

操作流程	依据
1. 卫生手消毒	
2. 评估环境　禁止在以下场所安装与使用射频治疗仪 （1）氧浓度高 （2）空气中有氧化剂 （3）空气中有可燃麻醉剂或可燃气体	• 确保使用安全
3. 评估病人 （1）年龄、体重、皮肤情况 （2）手术部位、手术体位	• 为选择负极板的型号和粘贴部位提供依据

操作流程	依据
（3）体内有无金属植入物、心脏起搏器、植入性心律转复除颤器 （4）是否佩戴金属首饰	• 装有心脏起搏器、植入性心律转复除颤器的病人应咨询心脏科专家 • 带有金属物品的病人禁止使用射频治疗仪以免电灼伤
4. 准备并检查用物　卫生手消毒 （1）各种物品在有效期内，无菌物品外包装完整 （2）射频治疗仪主机处于备用状态，配件齐全 （3）脚踏控制开关连线完好，踏板无破损，检查确认无漏气：用左手握住气管，拇指靠近气管端口，右手用力作用脚踏控制开关，使开关向内挤压，若左手拇指感觉到气压增大则确认无漏气，否则应更换脚踏控制开关	• 确保无菌物品处于无菌状态 • 负极板必须为一次性使用
5. 连接电源　将射频治疗仪主机电源线直接接入带有接地线的电源插座上	• 预防静电损坏机器
6. 连接脚踏控制开关 （1）将脚踏控制开关放置在便于手术医师操作的最佳位置 （2）将塑料导管有序地进行排列 （3）将导管端口插入射频治疗仪主机相对应的脚踏控制开关端口中	• 避免绊倒手术间工作人员 • 用力插入，确保连接紧密
7. 选择负极板粘贴位置 （1）毛发少或剃除毛发，避开皮肤皱褶、瘢痕、骨性隆起的部位 （2）皮肤清洁干燥、无皮屑，避开液体可能积聚的部位 （3）不要在金属植入物、心脏起搏器、植入性心律转复除颤器附近粘贴 （4）易于观察的部位	• 避免减少负极板的有效回流面积 • 避免触电 • 避免干扰电设备
8. 粘贴负极板 （1）揭开负极板保护膜弃于生活垃圾桶内，检查黏性良好，将负极板粘贴在选定的部位 （2）当应用高功率输出时，应使用两块回路电极板 （3）平坦粘贴负极板，使负极板与皮肤完全贴合	• 避免回路故障导致烫伤病人

操作流程	依据
9. 连接回路连接线 （1）回路连接线与主机连接：将回路连接线的插头插入射频治疗仪主机的相应端口（图31-1） 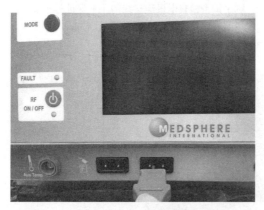 图31-1　回路连接线的插头插入相应端口 （2）回路连接线与回路电极板连接（图31-2） 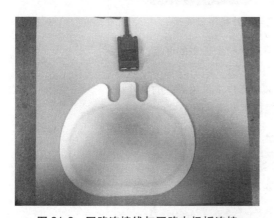 图31-2　回路连接线与回路电极板连接 1）将回路连接线一端连接头上的盖板翻起，抬起锁片 2）对准回路电极板的突出金属导电片，压下翻盖使锁片压紧金属片，轻拉连接线	• 保证连接紧密
10. 确认病人安全　检查病人身体未与接地金属物（如金属手术床、操作台、支架等）接触，自身皮肤之间未接触	

操作流程	依据
11. 连接电极连接线 （1）卫生手消毒，打开无菌电极连接线和电外科电极的外包装，待刷手护士取出后，将外包装弃于生活垃圾桶内 （2）电极连接线与电外科电极连接：刷手护士检查电极连接线的端口、锁扣无损坏，将一侧端口与电外科电极上的凸口相连并将足够长度的电极连接线固定于无菌台上（图31-3） 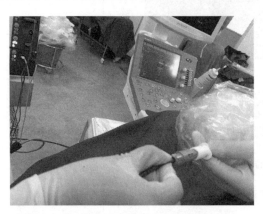 图 31-3　电极连接线与电外科电极连接 （3）电极连接线与主机连接：将刷手护士递下的电极连接线端口上的箭头与主机上的白点对齐，向后轻拉端口的圆滑环，将四针插头插至射频治疗仪主机相对应的电外科电极端口，松开圆滑环，轻拉连接线（图31-4） 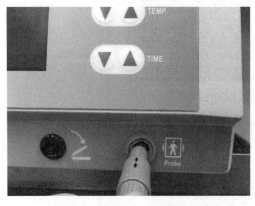 图 31-4　电极连接线与主机连接	• 遵循无菌操作原则 • 保证连接紧密

操作流程	依据
12. 开机自检　打开主机电源开关，开机自检，自检后进入待机状态	• 此时设备不进行任何测量和设置
13. 选择模式　遵医嘱选择模式：按下模式键，根据不同模式下的提示选择治疗模式，设备进行温度测量	
14. 调节参数 （1）按下模式键，进入选择状态，故障显示灯亮 （2）设置射频最大输出功率 （3）设置射频输出目标温度 （4）设置射频输出时间参数	• 治疗系统未形成回路 • 调节范围 5~150W • 在温控模式下的功率设置是功率自动调控时的上限 • 调节范围 50~120℃ • 用来设定能量输出的时限
15. 配合术中使用 （1）待电外科电极插入病人的目标组织内时，故障指示灯灭 （2）按 RF 工作键或作用于脚踏控制开关，均可使设备进行工作，此时 RF 工作显示灯常亮 1）实际工作阻抗：显示整个治疗系统中回路阻抗值 2）实际输出功率：在开始时，显示出输出功率的上升情况，当达到设置功率时，实际功率会根据系统的工作情况输出相应的功率 3）剩余工作时间：显示设置时间与已工作时间的差值，当实际温度未达到设置温度时，该显示值为设置值。达到设置值后开始倒计时。当实际温度小于目标过大，剩余工作时间计时停止，直到温度接近目标温度时，才重新进行倒计时 4）工作累计时间：显示从开始工作到此时的设备工作时间 （3）在治疗过程中，可以调节功率设置值、温度设置值以达到理想的治疗效果 （4）在治疗过程中如需中止功率输出，可按下 RF 工作键或脚踩脚踏控制开关 （5）发生故障时及时排除 1）设备开启后无任何显示时，检查设备电源、电源连接线、开关情况	• 作为手术医师判断治疗效果的依据之一

操作流程	依据
2）使用过程中温度达不到预设的目标温度时，增加最大的输出功率或降低温度的设置值 3）故障不能解决时及时更换，并联系维修工程师	
16. 使用后处理 （1）关闭主机开关 （2）拔出电极连接线和回路连接线与主机相连接的插头 （3）刷手护士拔下电外科电极毁形处理并弃于医疗垃圾桶内 （4）刷手护士将拔下的电极连接线和回路连接线收好，交予专人清洁消毒备用 （5）缓慢揭除回路负极板，剪断回路负极板导线毁形处理后弃于医疗垃圾桶内 （6）检查回路负极板粘贴部位皮肤，若有损伤及时报告医师	• 防止重复使用
17. 整理用物　卫生手消毒，拔出电源，清洁射频治疗仪主机，归位备用，洗手	
18. 注意事项 （1）避免电极连接线、回路连接线打折 （2）根据手术的要求尽量使用能达到治疗效果的最低输出功率 （3）当使用最大输出功率时，在连续工作 30 分钟后，应停机 10 分钟后再继续使用	• 防止造成病人损伤

【参考文件】　无

【文件保留】　1 年

【附件】　无

【质控要点】

1. 装有心脏起搏器、植入性心律转复除颤器的病人应咨询心脏科专家。
2. 根据手术的要求尽量使用能达到治疗效果的最低输出功率。
3. 当使用最大输出功率时，在连续工作 30 分钟后，应停机 10 分钟后再继续使用。

【文件交付】

1. 医疗副院长
2. 护理部主任
3. 临床科室主任（麻醉科）
4. 科护士长（所有）
5. 护士长（所有护理单元）

射频治疗仪使用配合技术评分标准

科室：　　　　　　　　　　　　　　　　　　　　　　姓名：

项目	总分	技术操作要求	权重				得分	备注
			A	B	C	D		
操作过程	90	卫生手消毒	2	1	0	0		
		评估环境	5	3	1	0		
		评估病人	8	6	3	0		
		准备并检查用物	5	3	1	0		
		连接电源	2	1	0	0		
		连接脚踏控制开关	6	4	2	0		
		选择负极板粘贴位置	8	6	3	0		
		粘贴负极板	6	4	2	0		
		连接回路连接线	4	3	2	0		
		确认病人安全	4	3	2	0		
		连接电极连接线	6	4	2	0		
		开机自检	2	1	0	0		
		选择模式	4	3	2	0		
		调节参数	8	6	3	0		
		配合术中使用	10	6	2	0		
		使用后处理	6	4	2	0		
		整理用物	4	3	2	0		
评价	10	操作动作熟练	5	3	1	0		
		注意事项阐述全面清晰	5	3	1	0		
总分	100							

主考教师：　　　　　　　　　　　　　考核日期：

三十二、 电动力系统使用配合技术

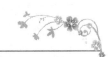

cooperating technique of electric drive-system

【目的与适用范围】

制定本规章与流程的目的是规范护士配合医师使用电动力系统时应遵循的操作程序，使电动力系统正常工作，以保证手术的顺利进行。

【规章】 无

【名词释义】 无

【流程】

（一）必需品

马达主机、脚踏控制开关、无菌马达电缆及手柄（带有或不带有手控开关）、无菌马达、无菌钻头/配件、无菌冷却管路、冷却液、安尔碘皮肤消毒剂、无菌棉签、速干手消毒剂、医疗垃圾桶、生活垃圾桶、利器盒。

（二）操作

操作流程	要点与说明
1. 卫生手消毒	
2. 准备并检查用物 （1）无菌物品外包装完好，在有效期内 （2）马达主机（图 32-1）处于备用状态，配件齐全，脚踏控制开关（图 32-2）线路接头连接紧密	• 确保无菌物品处于无菌状态

操作流程	要点与说明
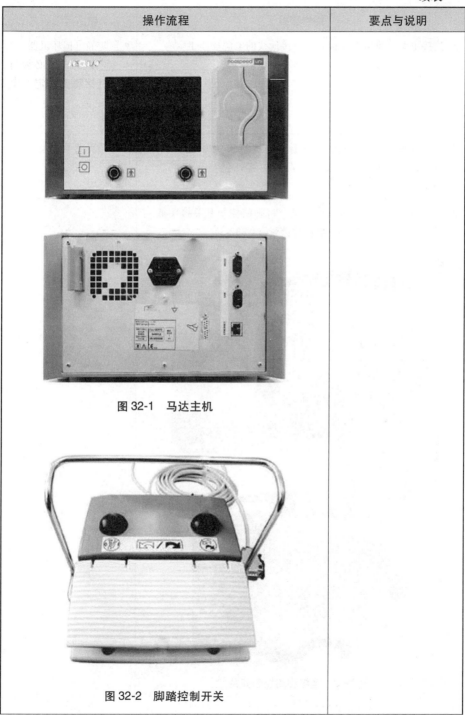 图 32-1　马达主机 图 32-2　脚踏控制开关	

操作流程	要点与说明
3. 连接电源　将电源线接入带有接地线的电源插座上	• 预防静电损坏机器 • 主电源的电压必须与主机铭牌上规定的电压一致，防止损伤仪器
4. 打开无菌物品　卫生手消毒，依次打开无菌物品外包装，待刷手护士拿出无菌物品后，将外包装弃于生活垃圾桶内	• 遵循无菌原则操作
5. 连接脚踏控制开关至马达主机　将脚踏控制开关接头插入马达主机背板上的连接插口并锁紧（图 32-3） 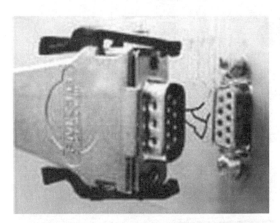 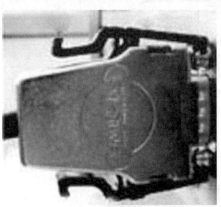 图 32-3　连接脚踏控制开关	

操作流程	要点与说明
6. 连接管路套件 （1）将台上递下的无菌管路冷却软管插入马达主机上冷却泵插槽内，并将管嘴插入上下凹口中（图 32-4） 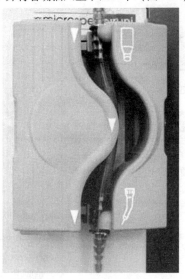 图 32-4　安装冷却软管 （2）将冷却液（0.9%氯化钠注射液）挂在支架上，安尔碘棉签消毒瓶口/袋口 2 遍后连接无菌冷却管路 （3）刷手护士将冷却管路无菌端与马达手柄上的接口连接	• 钻头在使用过程中会产生大量热量，安装冷却液用于冷却钻头，防止热损伤
7. 连接马达电缆至马达主机　将手术台上递下的无菌马达电缆尾端插入主机对应插口（图 32-5） 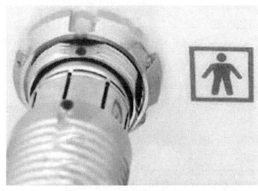 图 32-5　连接马达电缆	• 依据标识点对点接入，动作轻柔，不可使用暴力，避免损坏马达电缆插头

操作流程	要点与说明
8. 连接马达至电缆手柄　刷手护士对准马达和电缆手柄的标记，按压电缆两侧释放键对接（图32-6） 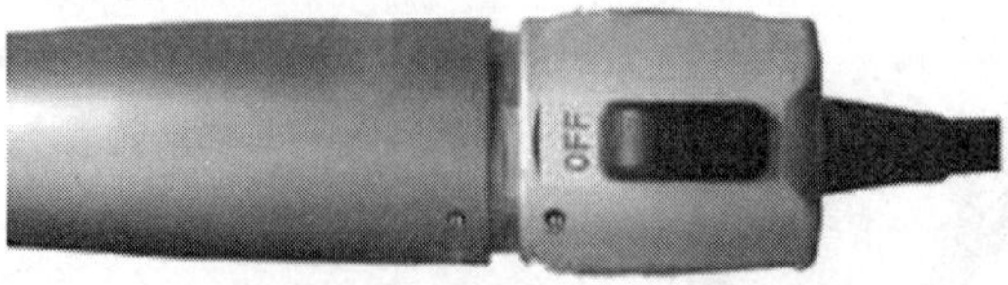 图32-6　连接马达	
9. 开机自检　打开主机开关，启动马达主机后进行自检	
10. 安装钻头/配件　刷手护士顺时针拧紧转换关卡后，遵医嘱将所需配件（钻头）插入马达插孔，逆时针回转转换关卡，试拔配件无法拔出后备用	
11. 配合术中使用 （1）提醒手术医师刀头避免碰到纱布、棉片等敷料 （2）提醒手术医师使用钻头温度过高时，停止使用 （3）提醒手术医师锁定未运行的马达 （4）出现故障及时处理 1）根据屏幕提示故障信息排除故障 2）故障不能解决时及时更换，并联系维修工程师	• 钻头转速较高，一旦卷入纱布、棉片、敷料很难取出，损伤钻头 • 马达温度在75～90℃，主机将发出报警 • 备用时，放在安全位置，马达意外激活可导致人员受伤
12. 使用后处理 （1）关闭主机开关，拔除电源及马达电缆 （2）拔除冷却管路，剪下针头弃于利器盒中，其余弃于医用垃圾桶内 （3）将马达电缆盘旋好并与钻头/配件一同交给专人清洗灭菌，放置时保持线圈直径≥10cm	• 拔出马达电缆时须手持插头，切勿手持电缆线，防止电缆线被拽断 • 防止连线扭曲折断手柄转换线
13. 整理用物　清洁马达主机及脚踏控制板，归位备用，洗手	

【参考文件】 无

【文件保留】 1 年

【附件】 无

【质控要点】

提醒手术医师锁定未运行的马达。马达备用时须放在安全位置，防止意外激活导致人员受伤。

【文件交付】

1. 医疗副院长
2. 护理部主任
3. 临床科室主任（麻醉科）
4. 科护士长（所有）
5. 护士长（所有护理单元）

电动力系统配合技术评分标准

科室：   姓名：

项目	总分	技术操作要求	权重				得分	备注
			A	B	C	D		
操作过程	90	卫生手消毒	2	1	0	0		
		准备并检查用物	8	6	3	0		
		连接电源	5	3	1	0		
		打开无菌物品	5	3	1	0		
		连接脚踏控制开关至马达主机	8	6	3	0		
		连接管路套件	10	6	2	0		
		连接马达电缆至马达主机	8	6	3	0		
		连接马达至电缆手柄	8	6	3	0		
		开机自检	5	3	1	0		

项目	总分	技术操作要求	权重				得分	备注
			A	B	C	D		
操作过程	90	安装钻头/配件	5	3	1	0		
		配合术中使用	15	9	3	0		
		使用后处理	8	6	3	0		
		整理用物	3	2	1	0		
评价	10	操作动作熟练	5	3	1	0		
		仪器及配件完整无损坏	5	3	1	0		
总分	100							

主考教师：　　　　　　　　　　　　　考核日期：

三十三、 氮气钻使用配合技术
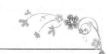

cooperating technique of nitrogen drill

【目的与适用范围】

制定本规章与流程的目的是规范护士使用氮气钻时应遵循的操作程序，使氮气钻正常工作，以保证手术的顺利进行。

【规章】 无

【名词释义】 无

【流程】

（一）必需品

高纯氮气瓶、脚踏控制开关、无菌氮气钻（氮气钻马达、各种钻头）、减压阀、润滑扩散器、速干手消毒剂、医疗垃圾桶、生活垃圾桶。

（二）操作

操作流程	要点与说明
1. 卫生手消毒	
2. 准备并检查用物 （1）无菌氮气钻外包装完好，在有效期内 （2）高纯氮气瓶、减压阀、润滑扩散器均处于备用状态，配件齐全	• 确保无菌物品处于无菌状态
3. 连接减压阀　将减压阀连接到高纯氮气瓶上，打开减压阀压力，检查氮气压力，再将开关调至最小	• 确保氮气充足，保证手术中使用
4. 连接脚踏控制开关　将脚踏控制开关连接到减压阀接口处并置于方便手术医师操作的位置	
5. 打开无菌物品　卫生手消毒，打开无菌氮气钻外包装，待刷手护士拿出后将外包装弃于生活垃圾桶内	

续表

操作流程	要点与说明
6. 将氮气钻尾端与脚踏控制开关连接 将手术台上递下安装好氮气钻头的马达尾端卡扣处装入氮气钻润滑扩散器,并与脚踏开关控制器连接	• 润滑扩散器为一次性使用,保证效果
7. 调节氮气压力 打开高纯氮气瓶阀门减压阀压力开关,遵医嘱调至工作压力	
8. 配合术中使用 刷手护士遵医嘱更换钻头并随时清洁钻头	• 及时清洁钻头,以防血液结痂影响工作效果
9. 整理用物 (1) 关闭高纯氮气 1) 手术完毕,关闭高纯氮气瓶阀门 2) 用脚踏开关控制器驱尽氮气钻马达管路中的余气,再将减压阀压力开关调至最小 3) 断开氮气钻头的马达尾端与脚踏开关控制器,将钻头及马达电缆整理好后交专人灭菌备用 4) 拆除润滑扩散器 (2) 清洁脚踏开关控制器、润滑扩散器和减压阀并归位 (3) 洗手	• 余气不释放断开氮气钻马达时会造成伤害 • 禁止使用含氯消毒剂清洁氮气钻马达及附件时,以防损坏 • 灭菌方法参考仪器说明书

【参考文件】 无

【文件保留】 1 年

【附件】 无

【质控要点】 无

【文件交付】

1. 医疗副院长
2. 护理部主任
3. 临床科室主任(麻醉科)
4. 科护士长(所有)
5. 护士长(所有护理单元)

氮气钻使用配合技术评分标准

科室：   姓名：

项目	总分	技术操作要求	权重				得分	备注
			A	B	C	D		
操作过程	90	卫生手消毒	5	3	1	0		
		准备并检查用物	10	6	2	0		
		连接减压阀	10	6	2	0		
		连接脚踏控制开关	10	6	2	0		
		打开无菌物品	10	6	2	0		
		将氮气钻尾端与脚踏控制开关连接	10	6	2	0		
		调节氮气压力	10	6	2	0		
		配合术中使用	15	9	3	0		
		整理用物	10	6	2	0		
评价	10	操作动作熟练、节力	5	3	1	0		
		仪器及配件完整无损坏	5	3	1	0		
总分	100							

主考教师：   考核日期：

三十四、 电子气压止血仪使用配合技术

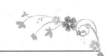

cooperating technique of electronic tourniquet

【目的与适用范围】

制定本规章与流程的目的是规范护士配合医师使用电子气压止血仪时应遵循的操作程序，使电子气压止血仪正常工作，以保证手术的顺利进行。

【规章】 无

【名词释义】 无

【流程】

（一）必需品

电子气压止血仪主机、袖带、无皱纹保护纸/棉布衬垫、驱血带（按需）、速干手消毒剂、医疗垃圾桶。

（二）操作

操作流程	要点与说明
1. 卫生手消毒	
2. 评估病人 （1）年龄、血压、手术部位、手术体位 （2）病情、皮肤情况：开放性外伤伤口，污染伤口超过6小时者，皮肤损伤、水肿者，血栓性脉管炎、静脉栓塞、严重动脉硬化、血管性疼痛病人，血液病病人禁用	• 确定电子气压止血仪使用时间和压力

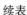

操作流程	要点与说明
3. 准备并检查用物　卫生手消毒 （1）电子气压止血仪（图 34-1）配件齐全且配套 （2）袖带连接管无裂痕 （3）连接充气导管，分别向两侧袖带内充气，检查袖带及管路无漏气后，排空袖带内气体 （4）电子气压止血仪主机功能状态良好，处于备用状态 图 34-1　电子气压止血仪	
4. 连接电源　将电子气压止血仪主机电源线接入电源插座上	• 预防静电损坏机器
5. 选择袖带　根据病人年龄和手术部位选用合适的袖带 （1）袖带有两种规格（图 34-2） 1）大号袖带长 105cm、宽 7cm 2）小号袖带长 50cm、宽 5cm （2）根据手术部位选择袖带：一般下肢手术及较大儿童的下肢部位手术选择大号袖带；婴幼儿四肢手术均选用小号袖带	

操作流程	要点与说明
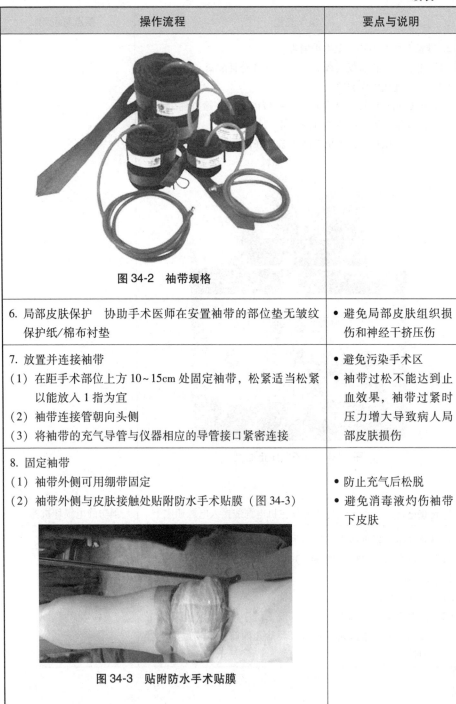 图 34-2　袖带规格	
6. 局部皮肤保护　协助手术医师在安置袖带的部位垫无皱纹保护纸/棉布衬垫	• 避免局部皮肤组织损伤和神经干挤压伤
7. 放置并连接袖带 （1）在距手术部位上方 10~15cm 处固定袖带，松紧适当松紧以能放入 1 指为宜 （2）袖带连接管朝向头侧 （3）将袖带的充气导管与仪器相应的导管接口紧密连接	• 避免污染手术区 • 袖带过松不能达到止血效果，袖带过紧时压力增大导致病人局部皮肤损伤
8. 固定袖带 （1）袖带外侧可用绷带固定 （2）袖带外侧与皮肤接触处贴附防水手术贴膜（图 34-3） 图 34-3　贴附防水手术贴膜	• 防止充气后松脱 • 避免消毒液灼伤袖带下皮肤

续表

操作流程	要点与说明
9. 充气　手术开始后，根据病人的年龄、收缩压、袖带宽度、肢体的大小决定袖带的压力，待手术医师使用驱血带驱血后或抬高远端肢体 45 度后，遵医嘱向袖带内充气，注意患有肿瘤的肢体，固定袖带前，禁止使用驱血带驱血 （1）上肢压力为病人收缩压加 50~75mmHg（6.7~10.0kPa），上肢工作压力不超过 262.5~337.5mmHg（35~45kPa） （2）下肢压力为收缩压加 100~150mmHg（13.3~20.0kPa），下肢工作压力不超过 562.5mmHg（75kPa）	• 患有肿瘤的肢体禁止使用驱血带驱血，避免肿瘤细胞的扩散 • 以无法触及远端动脉搏动和手术野出血停止为宜，保证止血效果 • 1kPa＝7.5mmHg
10. 设定时间 （1）上肢不超过 60 分钟，下肢不超过 90 分钟。 （2）严格控制止血时间，及时提醒医师 （3）若手术时间长，应及时提醒手术医师放气暂时恢复肢体血流 10~15 分钟后再重新充气阻断血流	• 避免充气时间过长影响肢体血液循环，导致肢体缺血、缺氧、坏死
11. 松袖带　手术结束后 （1）遵医嘱缓慢松袖带，双侧肢体同时使用袖带时，应缓慢放松一侧袖带，观察病人血压无异常波动后再松另一侧袖带 （2）观察病人血压的变化	• 避免血压下降过快
12. 手术后处理　将防水手术贴膜及无皱纹保护纸/棉布衬垫弃于医疗垃圾桶内	
13. 观察皮肤　观察安置袖带部位的皮肤情况，如有异常与病房责任护士交接	
14. 整理用物　关闭电源开关，拔除电源插头，整理袖带及充气导管，归位备用，洗手	

【参考文件】　无

【文件保留】　1 年

【附件】　无

【质控要点】

1. 电子气压止血仪使用禁忌证：
（1）开放性外伤伤口，污染伤口超过 6 小时以上者，避免全身毒素吸收。
（2）皮肤损伤、水肿者。
（3）血栓性脉管炎、静脉栓塞、严重动脉硬化、血管性疼痛病人。
（4）血液病病人。

2. 电子气压止血仪设定时间：上肢不超过 60 分钟，下肢不超过 90 分钟。若手术时间长，应及时提醒手术医师放气暂时恢复肢体血流 10~15 分钟后再重新充气阻断血流。

3. 双侧肢体同时使用袖带时，应先缓慢放松一侧袖带，观察病人血压无异常波动后再松另一侧袖带。

【文件交付】

1. 医疗副院长
2. 护理部主任
3. 临床科室主任（麻醉科）
4. 科护士长（所有）
5. 护士长（所有护理单元）

电子气压止血仪使用配合技术评分标准

科室：　　　　　　　　　　　　　　　　　　　　　　　　姓名：

项目	总分	技术操作要求	权重				得分	备注
			A	B	C	D		
操作过程	90	卫生手消毒	2	1	0	0		
		评估病人	6	4	2	0		
		准备并检查用物	6	4	2	0		
		连接电源	2	1	0	0		
		选择袖带	10	6	2	0		
		局部皮肤保护	5	3	1	0		
		放置并连接袖带	8	6	3	0		
		固定袖带	10	6	2	0		
		充气	8	6	3	0		

续表

项目	总分	技术操作要求	权重				得分	备注
			A	B	C	D		
操作过程	90	设定时间	10	6	2	0		
		松袖带	8	6	3	0		
		手术后处理	5	3	1	0		
		观察皮肤	5	3	1	0		
		整理用物	5	3	1	0		
评价	10	操作动作熟练、节力	2	1	0	0		
		仪器及配件完整无损坏	4	3	2	0		
		病人安全舒适	4	3	2	0		
总分	100							

主考教师：   考核日期：

三十五、 婴儿辐射保暖台使用配合技术

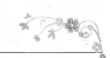

using technique of baby radiation warmer

【目的与适用范围】

制定本规章与流程的目的是规范护士配合医师使用婴儿辐射保暖台时应遵循的操作程序，使婴儿辐射保暖台正常工作，以维持新生儿体温，利于新生儿复苏。

【规章】 无

【名词释义】 无

【流程】

（一）必需品

婴儿辐射保暖台、3%碘酒、75%乙醇溶液、1%甲紫溶液、无菌手术剪1把、无菌中弯钳1把、无菌吸耳球1个、无菌脐圈1个、无菌棉签（4根）、无菌单、无菌手套、速干手消毒剂、医疗垃圾桶、生活垃圾桶、污衣筐。

（二）操作

操作流程	要点与说明
1. 卫生手消毒	
2. 准备并检查用物 （1）无菌物品外包装完好，在有效期内 （2）检查婴儿辐射保暖台（图35-1）功能状态良好	● 确保无菌物品处于无菌状态

续表

操作流程	要点与说明
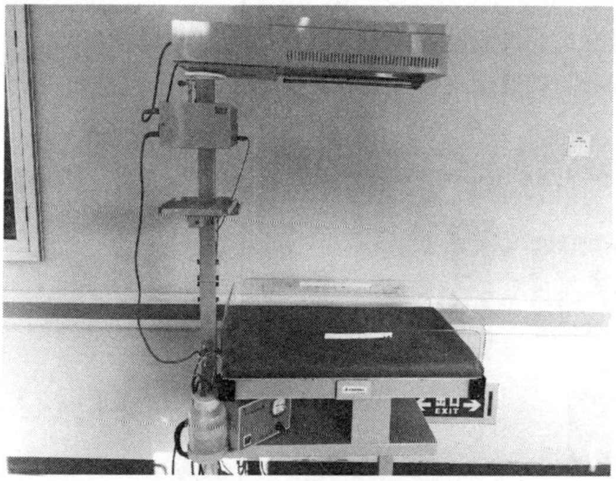 图 35-1　婴儿辐射保暖台	
3. 连接电源 （1）将婴儿辐射保暖台置于距离氧源较近的位置 （2）锁紧婴儿辐射保暖台轮刹 （3）将电源线接入带有接地线的电源插座上	• 以便及时抢救 • 预防静电损坏机器
4. 预热保暖台 （1）打开主机开关 （2）接入肤温传感器，置于婴儿床中央（图 35-2） 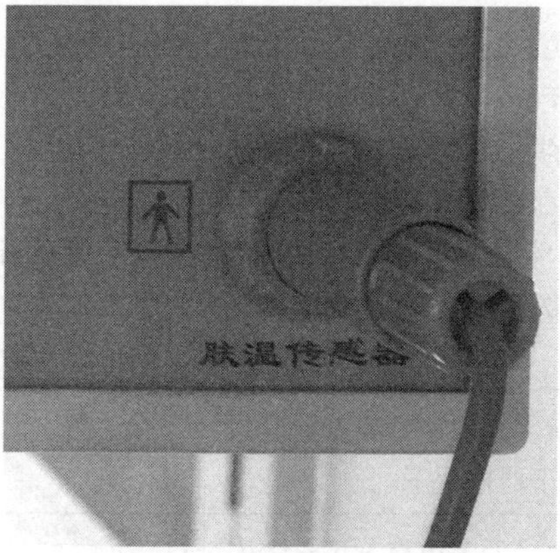 图 35-2　接入肤温传感器 （3）打开控制仪开关，进入预热模式	• 使皮肤温度传感器的探头与新生儿的适当部位保持可靠的接触 • 避免覆盖皮肤温度传感器的探头，以免影响测温的准确性

操作流程	要点与说明
5. 调整温度 （1）按下设置键，进入温度控制模式，再按设置键完成设置 （2）在肤温模式下，按加键或减键调整温度（图 35-3） 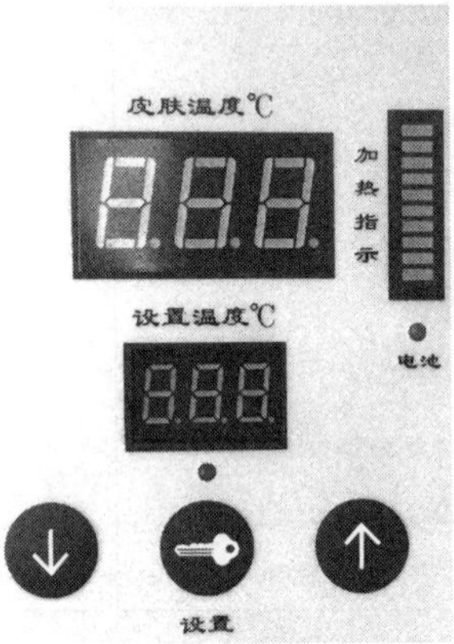 图 35-3　调整温度面板 （3）使用辐射箱上的照明开关，也可灯光照明	
6. 铺无菌台　刷手护士在保暖台面上铺 4 层无菌单，将无菌手术剪、无菌中弯钳、无菌棉签置于无菌单上	• 预防新生儿感染
7. 打开无菌物品　卫生手消毒，依次打开无菌物品的外包装，刷手护士拿出包内无菌物品置于无菌单上，巡回护士将外包装弃于生活垃圾桶内	
8. 协助儿科医师/助产士处理新生儿脐带 （1）打开无菌手套外包装，儿科医师/助产士拿取内包装后戴手套 （2）固定 3%碘酒、75%乙醇溶液、1%甲紫溶液的容器，依次打开瓶盖，手持容器协助儿科医师/助产士取用消毒液消毒新生儿脐带	• 戴手套应遵守无菌原则 • 避免无菌棉签蘸取消毒液过程中消毒容器跌落灼伤新生儿
9. 整理器械　待儿科医师/助产士将新生儿包裹好离开保暖台后，将手术剪、中弯钳和吸耳球收于器械台下	
10. 处理用物　棉签弃于医疗垃圾桶内，无菌单弃于污衣筐内	

续表

操作流程	要点与说明
11. 整理用物 （1）依次关闭暖灯和暖箱电源开关，拔除电源插头 （2）清洁机器表面，更换床单备用 （3）将仪器放回固定位置 （4）洗手	• 避免使用酒精或其他有机溶液进行清洁 • 避免使其处于紫外线的直接辐照之下，以免有机玻璃板出现银丝裂纹

【参考文件】　无

【文件保留】　1 年

【附件】　无

【质控要点】

1. 将婴儿辐射保暖台置于距离氧源较近的位置，以便于及时抢救。

2. 处理新生儿脐带时，一手固定 3% 碘酒、75% 乙醇溶液、1% 甲紫溶液的容器，另一手依次打开瓶盖，手持容器协助儿科医师/助产士取用消毒液消毒新生儿脐带，防止无菌棉签蘸取消毒液过程中消毒容器跌落灼伤新生儿。

【文件交付】

1. 医疗副院长
2. 护理部主任
3. 临床科室主任（麻醉科）
4. 科护士长（所有）
5. 护士长（所有护理单元）

婴儿辐射保暖台配合技术评分标准

科室：   姓名：

项目	总分	技术操作要求	权重				得分	备注
			A	B	C	D		
操作过程	90	卫生手消毒	4	3	2	1		
		准备并检查用物	8	6	3	0		
		连接电源	5	3	1	0		
		预热保暖台	10	6	2	0		
		调整温度	10	6	2	0		
		铺无菌台	10	6	2	0		
		打开无菌物品	5	3	1	0		
		协助处理新生儿脐带	20	12	4	0		
		整理器械	5	3	1	0		
		处理用物	5	3	1	0		
		整理用物	8	6	3	0		
评价	10	操作动作熟练、节力	5	3	1	0		
		仪器及配件完整无损坏	5	3	1	0		
总分	100							

主考教师：   考核日期：

三十六、气压弹道超声碎石机使用配合技术

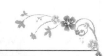

cooperating technique of pneumatic and ultrasound lithotriptor

【目的与适用范围】

制定本规章与流程的目的是规范护士配合医师使用气压弹道联合超声碎石机进行手术时应遵循的操作程序，使气压弹道超声碎石机正常工作，以保证手术的顺利进行。

【规章】　无

【名词释义】　无

【流程】

（一）必需品

气压弹道超声碎石机（超声弹道主机、气泵、水泵）、负压吸引装置、无菌气压弹道连接线、无菌超声连接线、无菌"Y"形泵水管、一次性无菌吸引管、冲洗液（0.9%氯化钠注射液 3000ml/甘露醇溶液 3000ml）、无菌棉签、防水袋、速干手消毒剂、医疗垃圾桶、生活垃圾桶、利器盒。

（二）操作

操作流程	要点与说明
1. 卫生手消毒	
2. 准备并检查用物 （1）无菌物品外包装完好，在有效期内 （2）气压弹道超声碎石机（超声弹道主机、气泵、水泵）（图36-1）均处于备用状态，配件齐全，各独立电源线连接在总电源插座上	• 确保无菌物品处于无菌状态

操作流程	要点与说明
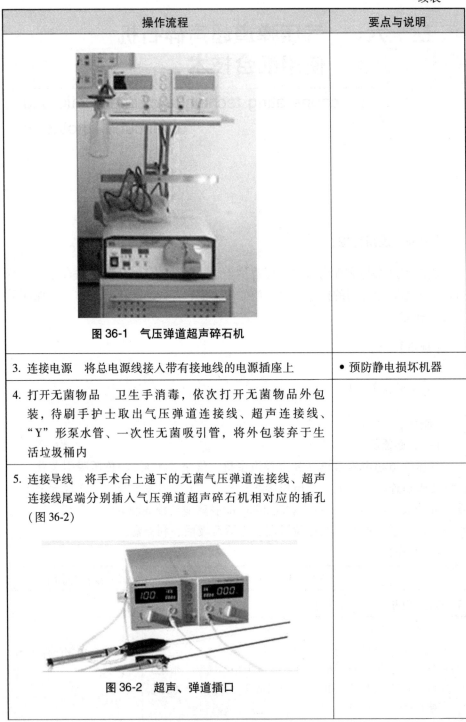	

图 36-1　气压弹道超声碎石机

操作流程	要点与说明
3. 连接电源　将总电源线接入带有接地线的电源插座上	• 预防静电损坏机器
4. 打开无菌物品　卫生手消毒，依次打开无菌物品外包装，待刷手护士取出气压弹道连接线、超声连接线、"Y"形泵水管、一次性无菌吸引管，将外包装弃于生活垃圾桶内	
5. 连接导线　将手术台上递下的无菌气压弹道连接线、超声连接线尾端分别插入气压弹道超声碎石机相对应的插孔（图 36-2）	

图 36-2　超声、弹道插口

操作流程	要点与说明
6. 放置脚踏　使用防水袋保护的超声+气压弹道（Us+Pn）脚踏开关（图36-3）并将其置于方便手术医师操作的位置 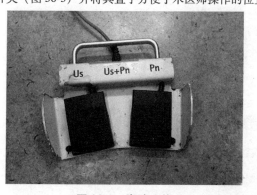 图 36-3　脚踏开关	• 防止脚踏进水，导致短路影响使用
7. 连接冲洗管路 （1）遵医嘱选择冲洗液：0.9%氯化钠注射液/甘露醇溶液 （2）卫生手消毒，用无菌棉签消毒冲洗液袋口2遍 （3）将手术台上递下的冲洗管路安装在水泵上 （4）将冲洗管路穿刺针插入冲洗液袋内	• 使用单极电刀时，须用甘露醇溶液，防止灼伤病人 • 术中冲洗体腔，以保证术野清晰
8. 固定　刷手护士将足够长度的导线及管路（无菌气压弹道连接线、超声连接线及冲洗管）加以固定保护	• 避免术中滑脱污染 • 避免术中打折
9. 开机　依次打开超声弹道主机（图36-4）、气泵、水泵（图36-5）开关 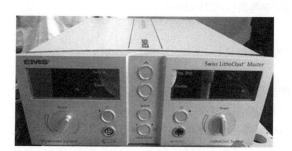 图 36-4　超声弹道主机	

操作流程	要点与说明
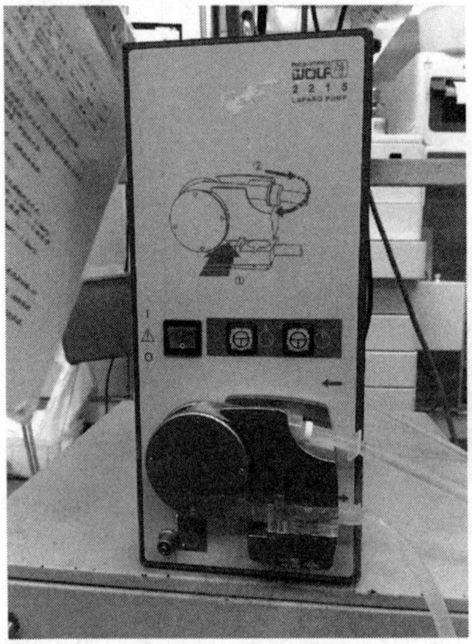 图 36-5　水泵	
10. 排气　按水泵开始键为冲洗管排气，待冲洗管头端有液体流出，按停止键暂停	• 防止引起静脉空气栓塞
11. 调节能量　遵医嘱调节输出能量/功率 （1）调节气压弹道输出能量/功率 1）压力范围为 0.35~0.5MPa 2）最大输出压力不小于 0.25MPa 3）最大输出能量不小于 1.0J 4）最大功率不小于 150W （2）调节超声参数，超声振动频率范围应在 24~26kHz	
12. 配合术中使用 （1）术中暂停使用主机时，设置为备用状态 （2）发生故障时及时排除 1）仪器不能启动时，检查电源连接 2）踩下脚踏不能工作时，检查其与气泵的连接 3）踩下脚踏无负压时，检查与吸引器各线路连接是否紧密 4）故障不能解决时及时更换，并联系维修工程师	• 确保供电

续表

操作流程	要点与说明
13. 使用后处理　手术结束后，处理使用后的一次性物品，将冲洗管路中的液体排干净后毁形，针头弃于利器盒，其余弃于医疗垃圾桶内	• 防止一次性物品重复使用
14. 整理用物 （1）依次关闭各主机开关，拔除各种线路并归位 （2）将超声+气压弹道脚踏清洁后收入仪器架上 （3）将气压弹道连接线、超声连接线整理后交给专人清洗灭菌 （4）将气压弹道超声碎石机清洁后放回固定位置 （5）洗手	• 应轻拿轻放，避免重压

【参考文件】　无

【文件保留】　1 年

【附件】　无

【质控要点】　无

【文件交付】

1. 医疗副院长
2. 护理部主任
3. 临床科室主任（麻醉科）
4. 科护士长（所有）
5. 护士长（所有护理单元）

气压弹道超声碎石机使用配合技术评分标准

科室：　　　　　　　　　　　　　　　　　　　　　姓名：

项目	总分	技术操作要求	权重				得分	备注
			A	B	C	D		
操作过程	90	卫生手消毒	2	1	0	0		
		准备并检查用物	6	4	2	0		
		连接电源	5	3	1	0		
		开启无菌物品	6	4	2	0		
		连接导线	8	6	3	0		
		放置脚踏	5	3	1	0		
		连接冲洗管路	8	6	3	0		
		固定	6	4	2	0		
		开机	8	6	3	0		
		排气	6	4	2	0		
		调节能量	8	6	3	0		
		配合术中使用	10	6	2	0		
		使用后处理	6	4	2	0		
		整理用物	6	4	2	0		
评价	10	操作动作熟练、节力	5	3	1	0		
		仪器及配件完整无损坏	5	3	1	0		
总分	100							

主考教师：　　　　　　　　　　　　　　　考核日期：

三十七、 腹腔镜使用配合技术

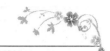

cooperating technique of laparoscope

【目的与适用范围】

制定本规章与流程的目的是规范护士配合医师使用腹腔镜进行手术时应遵循的操作程序，以保证手术的顺利进行。

【规章】 无

【名词释义】 无

【流程】

（一）必需品

显示器、摄像机、光源机、气腹机、摄像头电缆、无菌光源线、无菌内窥镜镜头、无菌气腹管、一次性无菌防护套、CO_2 气体（墙壁或气瓶）、速干手消毒剂、医疗垃圾桶、生活垃圾桶。

（二）操作

操作流程	要点与说明
1. 卫生手消毒	
2. 准备并检查用物 （1）无菌物品外包装完好，在有效期内 （2）显示器、摄像机、光源机、气腹机（图 37-1）均处于备用状态，配件齐全，各独立电源线连接在总电源插座上	• 确保无菌物品处于无菌状态 • 光源机放置在通风的位置，有利于散热

操作流程	要点与说明
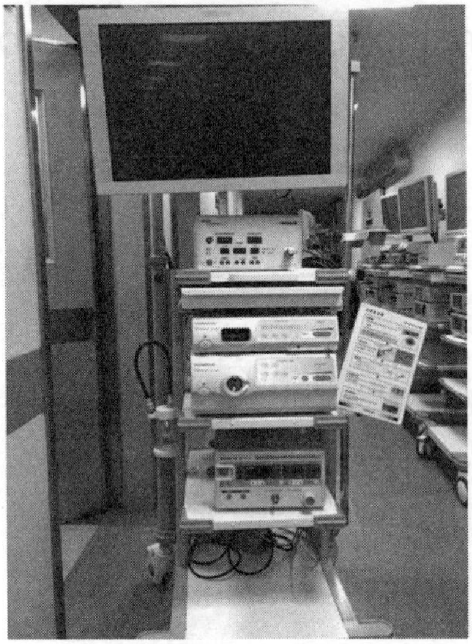 图 37-1　显示器、摄像机、 光源机、气腹机	
3. 连接电源　将总电源线接入带有接地线的电源插座上	• 预防静电损坏机器
4. 连接 CO_2　将气腹机上 CO_2 管道头端插入墙壁 CO_2 插孔或连接 CO_2 气瓶（图 37-2） 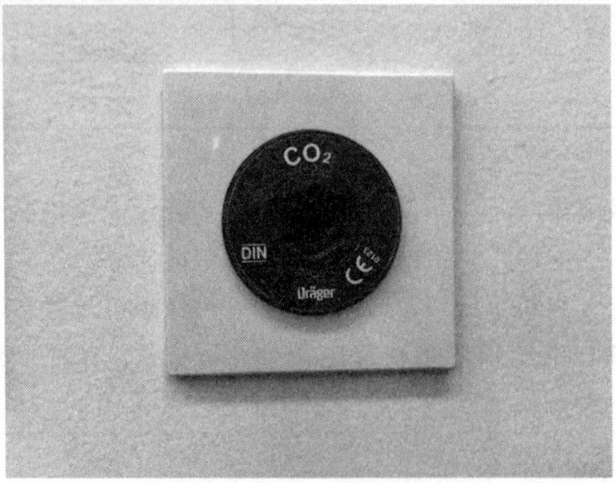 图 37-2　墙壁 CO_2 插孔	• CO_2 属于惰性气体，不助燃，不易爆，可吸收，对人体伤害较小 • 可以避免因腔内使用电刀、超声刀等器械而产生大量烟雾影响手术视野

续表

操作流程	要点与说明
5. 打开无菌物品　卫生手消毒，依次打开无菌物品外包装，待刷手护士取出无菌光源线、无菌内窥镜镜头、无菌气腹管、一次性无菌防护套，将外包装弃于生活垃圾桶内	• 遵循无菌操作原则 • 镜头容易损坏，应将无菌内窥镜镜头置于操作台上打开外包装，以防掉落损伤镜头
6. 连接摄像头 （1）取下摄像头电缆尾端保护帽，将尾端插头插入摄像机对应插口（图 37-3） 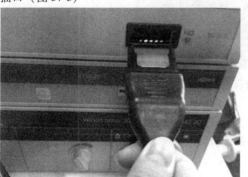 图 37-3　连接摄像机 （2）协助手术医师将摄像头电缆与无菌内窥镜镜头对接并用无菌防护套保护摄像头电缆（图 37-4）（图 37-5）部分型号的摄像头电缆仅可以进行擦拭消毒，不可进行灭菌，必要时根据产品说明对摄像头电缆进行灭菌 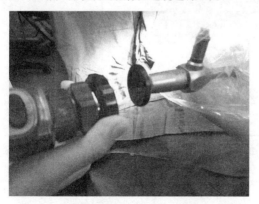 图 37-4　摄像头电缆与无菌内窥镜镜头对接	• 摄像头电缆属易损物品，需加强保护

续表

操作流程	要点与说明
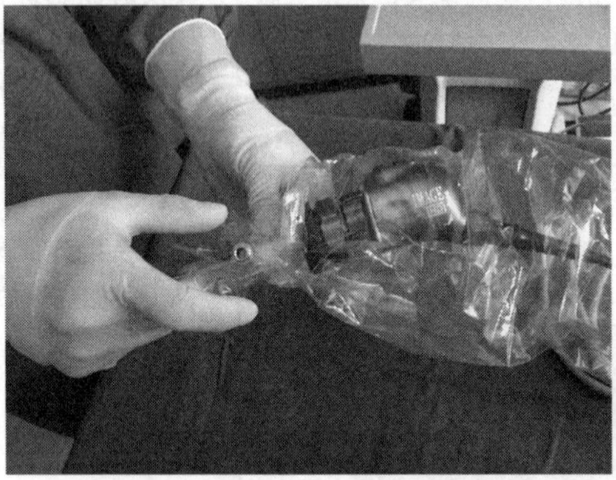 图 37-5　无菌防护套保护摄像头电缆	
7. 连接光源线　将手术台上递下的无菌光源线尾端插入光源机对应插口（图 37-6） 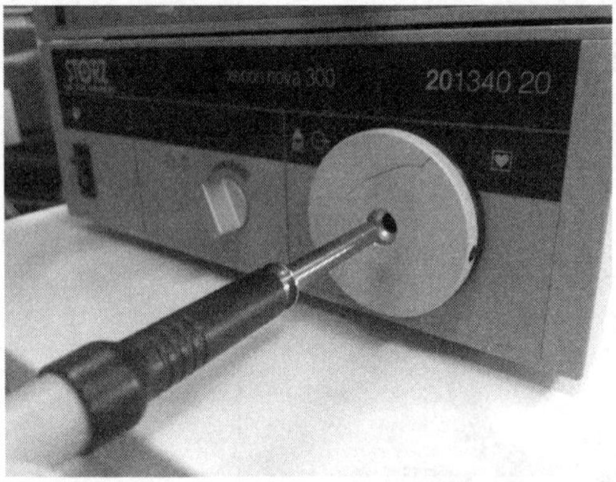 图 37-6　光源机插口	• 光源线根据产品说明灭菌后使用
8. 连接气腹管　将手术台上递下的无菌气腹管尾端与气腹机上的接口连接（图 37-7）	• 气腹管应使用高温高压或低温灭菌

操作流程	要点与说明
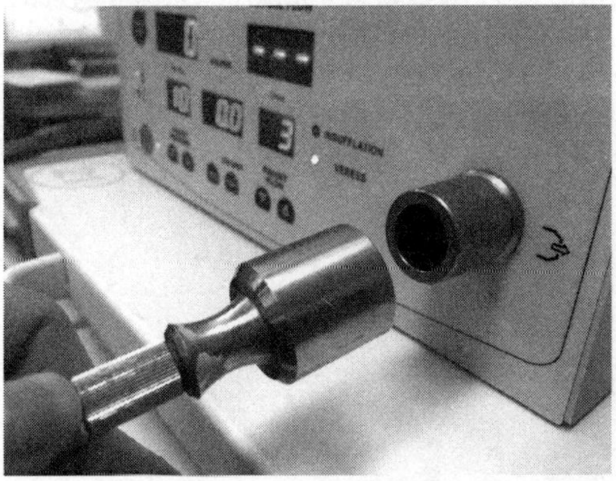 图 37-7　连接气腹管	
9. 固定　刷手护士将足够长度的导线及管路（无菌保护套保护的摄像头电缆线、无菌光源线及无菌气腹管）加以固定保护	• 避免术中滑脱污染 • 避免术中打折
10. 调节摄像参数 （1）打开光源开关，调节亮度 （2）开启摄像机和显示器开关，遵医嘱调节摄像参数 （3）将光源亮度调至最小	• 防止光源提前打开而灼伤病人皮肤
11. 调节气腹　待手术医师成功穿刺气腹针后，打开气腹机开关，在气腹机面板上按下"开始/停止"键并遵医嘱调节压力和流量（图 37-8） 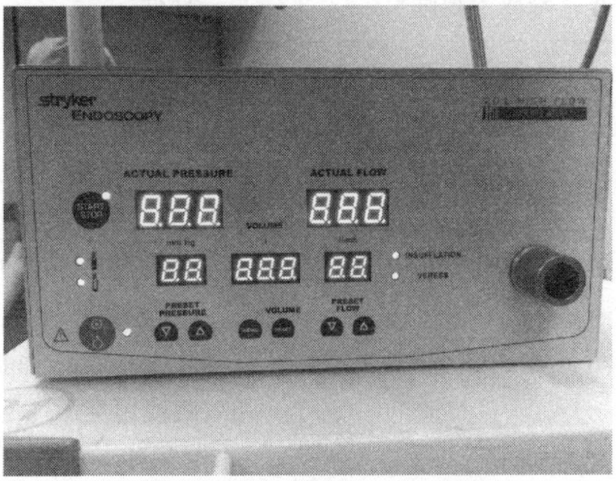 图 37-8　气腹机调节面板	• CO_2 气体流量过大和（或）压力过高会造成过量吸收 • 压力为 15mmHg 可以充分扩张腹腔 • 用标准值充气时流速为 1L/min，压力为 10~15mmHg

续表

操作流程	要点与说明
12. 调节光源　待手术医师准备使用镜头时，遵医嘱调节光源亮度（图37-9） 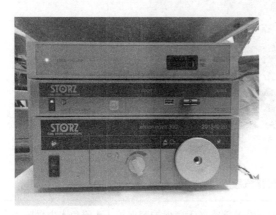 图37-9　光源调节面板	• 光源导线避免过度弯曲，以免影响使用寿命 • 亮度调节应从小到大，可延长光源的使用寿命
13. 配合术中使用 （1）遵医嘱随时调节光源亮度及气腹压力、流量 （2）术中暂停使用光源时，及时关闭光源 （3）发生故障时及时排除 1）仪器不能启动时，检查电源连接 2）显示器没有成像时，检查显示器与摄像机的连接 3）腹压下降或不能维持时，检查是否为连接处漏气、气腹管打折或 CO_2 气瓶压力过低 4）故障不能解决时及时更换，并联系维修工程师	• 防止光源长时间置于无菌台上灼伤病人或引起火灾 • 确保供电 • 确保信号传输无障碍 • 定期保养摄像机光学部件
14. 整理用物 （1）将光源亮度调至最小，依次关闭各机器开关，拔除各种线路并归位 （2）整理摄像头电缆 1）撤掉无菌保护套弃于医疗垃圾桶内，并将摄像头电缆盘起后收入仪器架抽屉内 2）摄像头电缆尾端插头套上保护帽	• 建议摄像头电缆、光源线盘旋放置时应保持线圈直径 $\geq 10cm$，防止连线扭曲折断影响使用寿命

续表

操作流程	要点与说明
（3）将内窥镜镜头、光源线和气腹管整理好后交予专人清洗灭菌 （4）将腹腔镜仪器清洁后放回固定位置 （5）洗手	• 应轻拿轻放，避免重压 • 妥善保存，确保安全 • 腹腔镜镜头应单独清洗，避免碰撞损伤镜体

【参考文件】 无

【文件保留】 1 年

【附件】 无

【质控要点】

1. 待镜头进入腹腔后再打开光源开关，防止光源提前打开而灼伤病人皮肤。

2. CO_2 气体流量过大和（或）压力过高会造成过量吸收，压力为 15mmHg 可以充分扩张腹腔，用标准值充气时流速为 1L/min，压力为 10~15mmHg。

【文件交付】

1. 医疗副院长
2. 护理部主任
3. 临床科室主任（麻醉科）
4. 科护士长（所有）
5. 护士长（所有护理单元）

腹腔镜使用配合技术评分标准

科室：   姓名：

项目	总分	技术操作要求	权重				得分	备注
			A	B	C	D		
操作过程	90	卫生手消毒	3	2	1	0		
		准备并检查用物	5	3	1	0		
		连接电源	2	1	0	0		
		连接 CO_2	5	3	1	0		
		打开无菌物品	5	3	1	0		
		连接摄像头	8	6	3	0		
		连接光源线	8	6	3	0		
		连接气腹管	5	3	1	0		
		固定	5	3	1	0		
		调节摄像参数	8	6	3	0		
		调节气腹	8	6	3	0		
		调节光源	8	6	3	0		
		配合术中使用	10	6	2	0		
		整理用物	10	6	2	0		
评价	10	操作动作熟练、节力	5	3	1	0		
		仪器及配件完整无损坏	5	3	1	0		
总分	100							

主考教师：   考核日期：

三十八、 胸腔镜使用配合技术
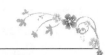

cooperating technique of thoracoscope

【目的与适用范围】

制定本规章与流程的目的是规范护士配合医师使用胸腔镜进行手术时应遵循的操作程序，以保证手术的顺利进行。

【规章】 无

【名词释义】 无

【流程】

（一）必需品

显示器、摄像机、光源机、摄像头电缆、无菌光源线、无菌内窥镜镜头、一次性无菌防护套、速干手消毒剂、医疗垃圾桶、生活垃圾桶。

（二）操作

操作流程	要点与说明
1. 卫生手消毒	
2. 准备并检查用物 （1）无菌物品外包装完好，在有效期内 （2）显示器、摄像机、光源机（图38-1）均处于备用状态，配件齐全，各独立电源线连接在总电源插座上	• 确保无菌物品处于无菌状态 • 确保仪器能够正常使用 • 光源机放置在通风的位置，有利于散热

操作流程	要点与说明
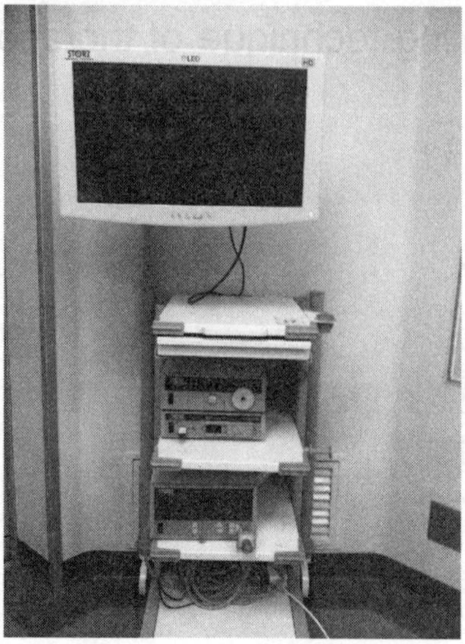 图 38-1　显示器、摄像机、光源机	
3. 连接电源　将总电源线接入带有接地线的电源插座上	• 预防静电损坏机器
4. 打开无菌物品　卫生手消毒,依次打开无菌物品外包装,待刷手护士取出无菌光源线、无菌内窥镜镜头、一次性无菌防护套,将外包装弃于生活垃圾桶内	• 遵循无菌操作原则 • 镜头容易损坏,应将无菌内窥镜镜头置于操作台上打开外包装,以防掉落损伤镜头
5. 连接摄像头 (1) 取下摄像头电缆尾端保护帽,将尾端插头插入摄像机对应插口 (2) 协助手术医师将摄像头电缆与无菌内窥镜镜头对接并用无菌防护套保护摄像头电缆,部分型号的摄像头电缆仅可以进行擦拭消毒,不可进行灭菌,必要时根据产品说明对摄像头电缆进行灭菌	• 摄像头电缆属易损物品,需加强保护
6. 连接光源线　将手术台上递下的无菌光源线尾端插入光源机对应插口	• 光源线根据产品说明灭菌后使用
7. 固定　刷手护士将足够长度的导线(无菌保护套保护的摄像头电缆线及无菌光源线)加以固定保护	• 避免术中滑脱污染 • 避免术中打折

操作流程	要点与说明
8. 调节摄像参数 （1）打开光源开关，调节亮度 （2）开启摄像机和显示器开关，遵医嘱调节摄像参数 （3）将光源亮度调至最小	• 防止光源提前打开而灼伤病人皮肤
9. 调节光源　待手术医师准备使用镜头时，遵医嘱调节光源亮度	• 光源导线避免过度弯曲，以免影响使用寿命 • 亮度调节应从小到大，可延长光源的使用寿命
10. 配合术中使用 （1）遵医嘱随时调节光源亮度 （2）术中暂停使用光源时，及时关闭光源 （3）发生故障时及时排除 1）仪器不能启动时，检查电源连接 2）显示器没有成像时，检查显示器与摄像机的连接 3）故障不能解决时及时更换，并联系维修工程师	• 防止光源长时间置于无菌台上灼伤病人或引起火灾 • 确保供电 • 确保信号传输无障碍 • 定期保养摄像机光学部件
11. 整理用物 （1）将光源亮度调至最小，依次关闭各机器开关，拔除各种线路并归位 （2）整理摄像头电缆 1）撤掉无菌保护套弃于医疗垃圾桶内，并将摄像头电缆盘起后收入仪器架抽屉内 2）摄像头电缆尾端插头套上保护帽 （3）将内窥镜镜头、光源线整理好后交予专人清洗灭菌 （4）将胸腔镜仪器清洁后放回固定位置 （5）洗手	• 建议摄像头电缆、光源线盘旋放置时应保持线圈直径 ≥ 10cm，防止连线扭曲折断影响使用寿命 • 应轻拿轻放，避免重压 • 妥善保存，确保安全 • 胸腔镜镜头应单独清洗，避免碰撞损伤镜体

【参考文件】　无

【文件保留】　1 年

【附件】 无

【质控要点】

建议摄像头电缆、光源线盘旋放置时应保持线圈直径≥10cm，防止连线扭曲折断影响使用寿命，应轻拿轻放，避免重压。

【文件交付】

1. 医疗副院长
2. 护理部主任
3. 临床科室主任（麻醉科）
4. 科护士长（所有）
5. 护士长（所有护理单元）

胸腔镜使用配合技术评分标准

科室：　　　　　　　　　　　　　　　　　　　　　　　姓名：

项目	总分	技术操作要求	权重				得分	备注
			A	B	C	D		
操作过程	90	卫生手消毒	3	2	1	0		
		准备并检查用物	5	3	1	0		
		连接电源	3	2	1	0		
		打开无菌物品	5	3	1	0		
		连接摄像头	10	6	2	0		
		连接光源线	10	6	2	0		
		固定	4	3	2	0		
		调节摄像参数	10	6	2	0		
		调节光源	10	6	2	0		
		配合术中使用	20	12	4	0		
		整理用物	10	6	2	0		
评价	10	操作动作熟练、节力	5	3	1	0		
		仪器及配件完整无损坏	5	3	1	0		
总分	100							

主考教师：　　　　　　　　　　　　　　　考核日期：

三十九、关节镜使用配合技术

cooperating technique of arthroscope
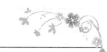

【目的与适用范围】

制定本规章与流程的目的是规范护士配合医师使用关节镜进行手术时应遵循的操作程序，以保证手术的顺利进行。

【规章】 无

【名词释义】 无

【流程】

（一）必需品

显示器、摄像机、光源机、电动刨削系统（刨刀主机、无菌刨削刀头、无菌刨刀线）、射频气化仪、水泵（按需）、摄像头电缆、无菌光源线、无菌内窥镜镜头、一次性无菌等离子射频刀头、一次性无菌防护套、0.9%氯化钠注射液3000ml、无菌棉签、速干手消毒剂、医疗垃圾桶、生活垃圾桶、利器盒。

（二）操作

操作流程	要点与说明
1. 卫生手消毒	
2. 准备并检查用物 （1）无菌物品外包装完好，在有效期内 （2）显示器、摄像机、光源机（图39-1）、电动刨削系统、射频气化仪均处于备用状态，配件齐全，各独立电源线连接在总电源插座上	• 确保无菌物品处于无菌状态 • 光源机放置在通风的位置，有利于散热

续表

操作流程	要点与说明
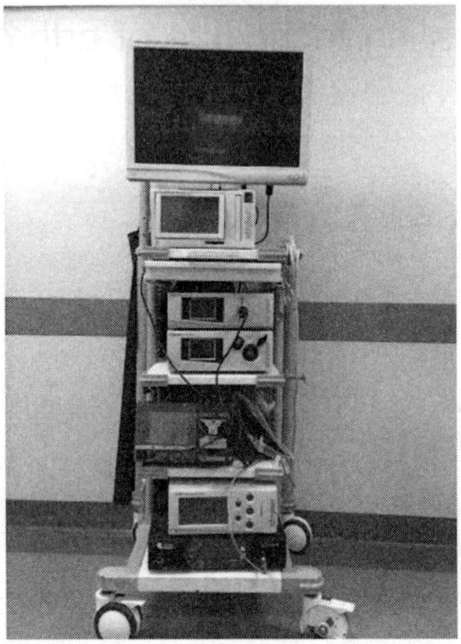 图 39-1 关节镜仪器	
3. 连接电源 将总电源线接入带有接地线的电源插座上	• 预防静电损坏机器
4. 打开无菌物品 卫生手消毒,依次打开无菌物品外包装,待刷手护士取出无菌光源线、无菌内窥镜镜头、无菌刨削刀头、无菌刨刀线、一次性无菌等离子射频刀头、一次性无菌防护套,将外包装弃于生活垃圾桶内	• 遵循无菌操作原则 • 镜头容易损坏,应将无菌内窥镜镜头置于操作台上打开外包装,以防掉落损伤镜头
5. 连接摄像头 (1) 取下摄像头电缆尾端保护帽,将尾端插头插入摄像机对应插口 (2) 协助手术医师将摄像头电缆与无菌内窥镜镜头对接并用无菌防护套保护摄像头电缆,部分型号的摄像头电缆仅可以进行擦拭消毒,不可进行灭菌,必要时根据产品说明对摄像头电缆进行灭菌	• 摄像头电缆属易损物品,需加强保护
6. 连接光源线 将手术台上递下的无菌光源线尾端插入光源机对应插口	• 光源线根据产品说明灭菌后使用

续表

操作流程	要点与说明
7. 连接冲洗管路（图 39-2） （1）卫生手消毒，用无菌棉签消毒 0.9% 氯化钠注射液袋口 2 遍 （2）将手术台上连接好的冲洗管路末端穿刺针插入 0.9% 氯化钠注射液袋 （3）若使用水泵，则先将冲洗管路安装在水泵上，再将冲洗管路穿刺针插入 0.9% 氯化钠注射液袋内 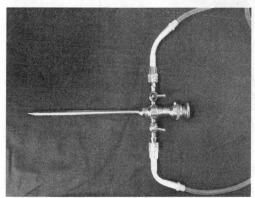 图 39-2　冲洗管路	• 术中冲洗关节腔，以保证术野清晰
8. 连接刨刀、射频　将手术台上递下的无菌刨刀线和等离子射频刀头尾端分别插入对应插口（图 39-3、图 39-4），将刨刀和射频脚踏开关置于方便手术医师操作的位置 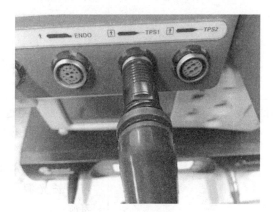 图 39-3　刨刀插口	• 刨刀和射频只能使用脚踏开关进行控制

续表

操作流程	要点与说明
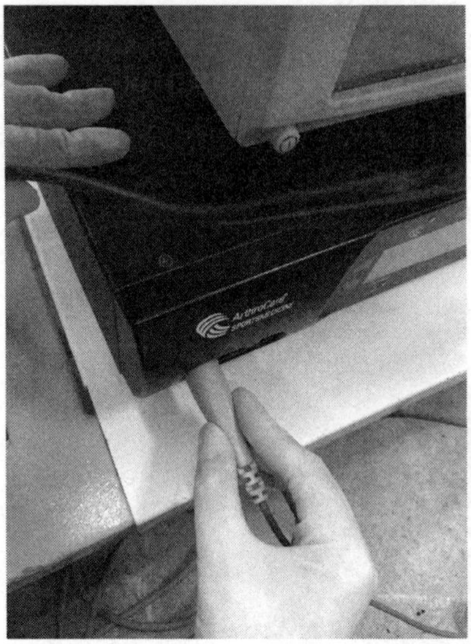 图 39-4 射频插口	
9. 固定 刷手护士将足够长度的导线及管路（无菌保护套保护的摄像头电缆线、无菌光源线、冲洗管路、无菌刨刀线和等离子射频刀头）加以固定保护	• 避免术中滑脱污染 • 避免术中打折
10. 开机 依次打开显示器、摄像机、刨刀主机、射频气化仪开关	
11. 调节摄像参数 （1）打开光源开关，调节亮度 （2）遵医嘱调节摄像参数 （3）将光源亮度调至最小	• 防止光源提前打开而灼伤病人皮肤
12. 调节光源 待手术医师准备使用镜头时，遵医嘱调节光源亮度	• 光源导线避免过度弯曲，以免影响使用寿命 • 亮度调节应从小到大，可延长光源的使用寿命

续表

操作流程	要点与说明
13. 配合术中使用 （1）遵医嘱随时调节光源亮度及刨刀、射频气化仪的设置 （2）术中暂停使用光源时，及时关闭光源 （3）发生故障时及时排除 1）仪器不能启动时，检查电源连接 2）显示器没有成像时，检查显示器与摄像机的连接 3）刨刀机、射频气化仪不能工作时，检查线路连接是否紧密 4）故障不能解决时及时更换，并联系维修工程师	• 防止光源长时间置于无菌台上灼伤病人或引起火灾 • 确保供电 • 确保信号传输无障碍 • 定期保养摄像机光学部件
14. 使用后处理　手术结束后，处理使用后的一次性物品 （1）撤掉无菌保护套弃于医疗垃圾桶内 （2）将一次性刨削刀头弃于利器盒内 （3）将一次性射频系统毁形后弃于医疗垃圾桶内 （4）将冲洗管路中的液体排干净后毁形，针头弃于利器盒，其余弃于医疗垃圾桶内	• 防止一次性物品重复使用
15. 整理用物 （1）将光源亮度调至最小，依次关闭各机器开关，拔除各种线路并归位 （2）将摄像头电缆盘起后收入仪器架抽屉内 （3）将内窥镜镜头、光源线和刨刀线整理好后交予专人清洗灭菌 （4）将关节镜仪器清洁后放回固定位置 （5）洗手	• 建议摄像头电缆、光源线盘旋放置时应保持线圈直径≥10cm，防止连线扭曲折断影响使用寿命 • 应轻拿轻放，避免重压 • 妥善保存，确保安全 • 关节镜镜头应单独清洗，避免碰撞损伤镜体

【参考文件】　无

【文件保留】　1 年

【附件】　无

【质控要点】

摄像头电缆、光源线盘旋放置时应保持线圈直径≥10cm，防止连线扭曲折断影响使用寿命，应轻拿轻放，避免重压。

【文件交付】

1. 医疗副院长
2. 护理部主任
3. 临床科室主任（麻醉科）
4. 科护士长（所有）
5. 护士长（所有护理单元）

关节镜使用配合技术评分标准

科室：   姓名：

项目	总分	技术操作要求	权重				得分	备注
			A	B	C	D		
操作过程	90	卫生手消毒	3	2	1	0		
		准备并检查用物	5	3	1	0		
		连接电源	3	2	1	0		
		打开无菌物品	5	3	1	0		
		连接摄像头	8	6	3	0		
		连接光源线	8	6	3	0		
		连接冲洗管路	8	6	3	0		
		连接刨刀、射频	8	6	3	0		
		固定	5	3	1	0		
		开机	4	2	1	0		
		调节摄像参数	5	3	1	0		
		调节光源	5	3	1	0		
		配合术中使用	10	6	2	0		
		使用后处理	5	3	1	0		
		整理用物	8	6	3	0		
评价	10	操作动作熟练、节力	5	3	1	0		
		仪器及配件完整无损坏	5	3	1	0		
总分	100							

主考教师：   考核日期：

四十、 宫腔镜使用配合技术

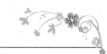

cooperating technique of hysteroscope

【目的与适用范围】

制定本规章与流程的目的是规范护士配合医师使用宫腔镜进行手术时应遵循的操作程序，以保证手术的顺利进行。

【规章】 无

【名词释义】

膨宫机（irrigation pump）：是宫腔镜检查用的灌注泵，用于将液体灌注入子宫腔内，又称宫腔镜灌注泵。

【流程】

（一）必需品

显示器、摄像机、光源机、膨宫机、摄像头电缆、无菌光源线、无菌内窥镜镜头、无菌灌注管、一次性无菌防护套、膨宫液（0.9%氯化钠注射液3000ml/甘露醇溶液3000ml）、无菌棉签、速干手消毒剂、医疗垃圾桶、生活垃圾桶。

（二）操作

操作流程	要点与说明
1. 卫生手消毒	
2. 准备并检查用物 （1）无菌物品外包装完好，在有效期内 （2）显示器、摄像机、光源机、膨宫机（图40-1）均处于备用状态，配件齐全，各独立电源线连接在总电源插座上	• 确保无菌物品处于无菌状态 • 光源机放置在通风的位置，有利于散热

操作流程	要点与说明
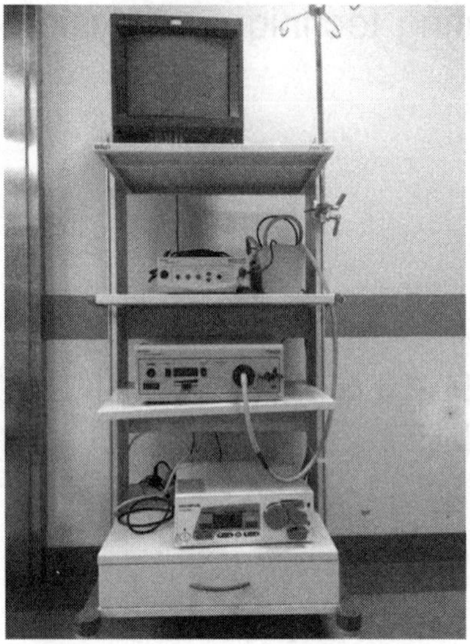 图 40-1 宫腔镜仪器 （显示器、摄像机、光源机、膨宫机）	
3. 连接电源 将总电源线接入带有接地线的电源插座上	• 预防静电损坏机器
4. 打开无菌物品 卫生手消毒，依次打开无菌物品外包装，待刷手护士取出无菌光源线、无菌内窥镜镜头、无菌灌注管、一次性无菌防护套，将外包装弃于生活垃圾桶内	• 遵循无菌操作原则 • 镜头容易损坏，应将无菌内窥镜镜头置于操作台上打开外包装，以防掉落损伤镜头
5. 连接摄像头 （1）取下摄像头电缆尾端保护帽，将尾端插头插入摄像机对应插口 （2）协助手术医师将摄像头电缆与无菌内窥镜镜头对接并用无菌防护套保护摄像头电缆，部分型号的摄像头电缆仅可以进行擦拭消毒，不可进行灭菌，必要时根据产品说明对摄像头电缆进行灭菌	• 摄像头电缆属易损物品，需加强保护
6. 连接光源线 将手术台上递下的无菌光源线尾端插入光源机对应插口	• 光源线根据产品说明灭菌后使用

操作流程	要点与说明
7. 连接灌注管 （1）遵医嘱选择冲洗液：0.9%氯化钠注射液/甘露醇溶液 （2）将灌注管压力腔和滚轮管安装在膨宫机的压力感应器和滚轮上（图40-2） （3）卫生手消毒，用无菌棉签消毒膨宫液袋2遍 （4）将灌注管穿刺针插入膨宫液袋内 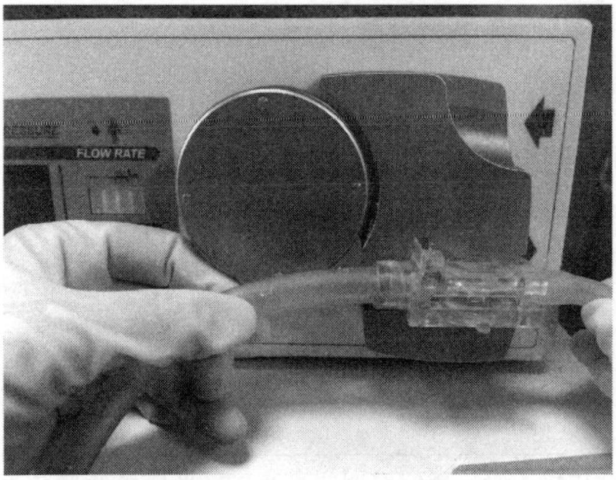 图 40-2　压力腔和滚轮管	• 使用单极电刀时，须用甘露醇溶液，防止灼伤病人 • 压力腔上的感应膜可以测试水流压力，保证有效的膨宫压力
8. 固定　手术医师将足够长度的导线及管路（无菌保护套保护的摄像头电缆线、无菌光源线及灌注管）加以固定保护	• 避免术中滑脱污染 • 避免术中打折
9. 开机　打开膨宫机开关	
10. 排气　按膨宫机开始键为灌注管排气，待灌注管头端有液体流出，按停止键暂停	• 防止引起静脉空气栓塞
11. 调节压力、流速　遵医嘱调节膨宫机的压力和流速（图40-3）	• 额定压力范围为15~150mmHg • 额定流速范围为150~500ml/min

续表

操作流程	要点与说明
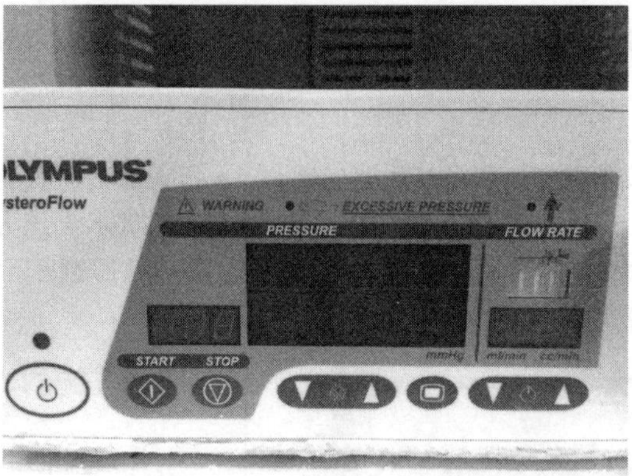 图 40-3　压力和流速调节面板	
12. 调节摄像参数 （1）打开光源开关，调节亮度 （2）开启摄像机和显示器开关，遵医嘱调节摄像参数 （3）将光源亮度调至最小	• 防止光源提前打开而灼伤病人皮肤
13. 调节光源　待手术医师准备使用镜头时，遵医嘱调节光源亮度	• 光源导线避免过度弯曲，以免影响使用寿命 • 亮度调节应从小到大，可延长光源的使用寿命
14. 配合术中使用 （1）遵医嘱随时调节光源亮度及膨宫机压力、流速 （2）术中暂停使用光源时，及时关闭光源 （3）发生故障时及时排除 1）仪器不能启动时，检查电源连接 2）显示器没有成像时，检查显示器与摄像机的连接 3）膨宫机漏水时，检查灌注管压力腔的完整性 4）灌注管不出水或出水不畅时，检查管路有无打折或夹闭 5）故障不能解决时及时更换，并联系维修工程师	• 防止光源长时间置于无菌台上灼伤病人或引起火灾 • 确保供电 • 确保信号传输无障碍 • 定期保养摄像机光学部件

操作流程	要点与说明
15. 整理用物 （1）将光源亮度调至最小，依次关闭各机器开关，拔除各种线路并归位 （2）整理摄像头电缆 1）撤掉无菌保护套弃于医疗垃圾桶内，并将摄像头电缆盘起后收入仪器架抽屉内 2）摄像头电缆尾端插头套上保护帽 （3）将内窥镜镜头、光源线和灌注管整理好后交予专人清洗灭菌 （4）将宫腔镜仪器清洁后放回固定位置 （5）洗手	• 建议摄像头线、光源线盘旋放置时应保持线圈直径 ≥ 10cm，防止连线扭曲折断影响使用寿命 • 应轻拿轻放，避免重压

【参考文件】 无

【文件保留】 1 年

【附件】 无

【质控要点】

1. 安装灌注管时，灌注管压力腔和滚轮管正确安装在膨宫机的压力感应器和滚轮上。压力腔上的感应膜可以测试水流压力，以保证有效的膨宫压力。

2. 灌注管应排气后使用，以防止引起静脉空气栓塞。

3. 膨宫机的额定压力范围为 15～150mmHg，额定流速范围为 150～500ml/min。

【文件交付】

1. 医疗副院长

2. 护理部主任

3. 临床科室主任（麻醉科）

4. 科护士长（所有）

5. 护士长（所有护理单元）

宫腔镜使用配合技术评分标准

科室：   姓名：

项目	总分	技术操作要求	权重				得分	备注
			A	B	C	D		
操作过程	90	卫生手消毒	3	2	1	0		
		准备并检查用物	5	3	1	0		
		连接电源	5	3	1	0		
		打开无菌物品	5	3	1	0		
		连接摄像头	8	6	3	0		
		连接光源线	5	3	1	0		
		连接灌注管	8	6	3	0		
		固定	5	3	1	0		
		开机	5	3	1	0		
		排气	5	3	1	0		
		调节压力、流速	8	6	3	0		
		调节摄像参数	5	3	1	0		
		调节光源	8	6	3	0		
		配合术中使用	10	6	2	0		
		整理用物	5	3	1	0		
评价	10	操作动作熟练、节力	5	3	1	0		
		仪器及配件完整无损坏	5	3	1	0		
总分	100							

主考教师：   考核日期：

四十一、膀胱镜使用配合技术

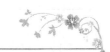

cooperating technique of cystoscope

【目的与适用范围】

制定本规章与流程的目的是规范护士配合医师使用膀胱镜进行手术时应遵循的操作程序，以保证手术的顺利进行。

【规章】 无

【名词释义】 无

【流程】

（一）必需品

膀胱镜仪器（显示器、摄像机、光源机）、水泵（按需）、摄像头电缆、无菌光源线、无菌内窥镜镜头、一次性无菌防护套、冲洗液（0.9%氯化钠注射液3000ml/甘露醇溶液3000ml）、无菌棉签、速干手消毒剂、医疗垃圾桶、生活垃圾桶、利器盒。

（二）操作

操作流程	要点与说明
1. 卫生手消毒	
2. 准备并检查用物 （1）无菌物品外包装完好，在有效期内 （2）显示器、摄像机、光源机均处于备用状态，配件齐全，各独立电源线连接在总电源插座上	• 确保无菌物品处于无菌状态 • 光源机放置在通风的位置，有利于散热
3. 连接电源 将总电源线接入带有接地线的电源插座上	• 预防静电损坏机器

操作流程	要点与说明
4. 打开无菌物品　卫生手消毒，依次打开无菌物品外包装，待刷手护士取出无菌光源线、无菌内窥镜镜头、一次性无菌防护套，将外包装弃于生活垃圾桶内	• 遵循无菌操作原则 • 镜头容易损坏，应将无菌内窥镜镜头置于操作台上打开外包装，以防掉落损伤镜头
5. 连接摄像头 （1）取下摄像头电缆尾端保护帽，将尾端插头插入摄像机对应插口 （2）协助手术医师将摄像头电缆与无菌内窥镜镜头对接并用无菌防护套保护摄像头电缆，部分型号的摄像头仅可以进行擦拭消毒，不可进行灭菌，必要时根据产品说明对摄像头进行灭菌	• 摄像头电缆属易损物品，需加强保护
6. 连接光源线　将手术台上递下的无菌光源线尾端插入光源机对应插口	• 光源线根据产品说明灭菌后使用
7. 连接冲洗管路 （1）遵医嘱选择冲洗液：0.9%氯化钠注射液/甘露醇溶液 （2）卫生手消毒，用无菌棉签消毒冲洗液袋口 2 遍 （3）将手术台上递下的冲洗管路穿刺针插入冲洗液袋内 （4）嘱手术医师将冲洗管路排气后再与手术器械连接	• 使用单极电刀时，须用甘露醇溶液，防止灼伤病人 • 使膀胱膨胀，以保证术野清晰
8. 固定　手术医师将足够长度的导线及管路（无菌保护套保护的摄像头电缆线、无菌光源线及冲洗管路）加以固定保护	• 避免术中滑脱污染 • 避免术中打折
9. 调节摄像参数 （1）打开光源开关，调节亮度 （2）开启摄像机和显示器开关，遵医嘱调节摄像参数 （3）将光源亮度调至最小	• 防止光源提前打开而灼伤病人皮肤
10. 调节光源　待手术医师准备使用镜头时，遵医嘱调节光源亮度	• 光源导线避免过度弯曲，以免影响使用寿命 • 亮度调节应从小到大，可延长光源的使用寿命

续表

操作流程	要点与说明
11. 配合术中使用 （1）遵医嘱随时调节光源亮度 （2）术中暂停使用光源时，及时关闭光源 （3）发生故障时及时排除 1）仪器不能启动时，检查电源连接 2）显示器没有成像时，检查显示器与摄像机的连接 3）冲洗管路不出水或出水不畅时，检查管路有无打折或夹闭 4）故障不能解决时及时更换，并联系维修工程师	• 防止光源长时间置于无菌台上灼伤病人或引起火灾 • 确保供电 • 确保信号传输无障碍 • 定期保养摄像机光学部件
12. 使用后处理　手术结束后，处理使用后的一次性物品 （1）撤掉无菌保护套弃于医疗垃圾桶内 （2）将冲洗管路中的液体排干净后毁形，针头弃于利器盒，其余弃于医疗垃圾桶内	• 防止一次性物品重复使用
13. 整理用物 （1）将光源亮度调至最小，依次关闭各机器开关，拔除各种线路并归位 （2）将摄像头电缆盘起后收入仪器架抽屉内 （3）将内窥镜镜头、光源线整理好后交予专人清洗灭菌 （4）将膀胱镜仪器清洁后放回固定位置 （5）洗手	• 建议摄像头线、光源线盘旋放置时应保持线圈直径≥10cm，防止连线扭曲折断影响使用寿命 • 应轻拿轻放，避免重压 • 妥善保存，确保安全 • 膀胱镜镜头应单独清洗，避免碰撞损伤镜体

【参考文件】　无

【文件保留】　1 年

【附件】　无

【质控要点】

摄像头电缆、光源线盘旋放置时应保持线圈直径≥10cm，防止连线扭曲折断影响使用寿命，应轻拿轻放，避免重压。

【文件交付】

1. 医疗副院长
2. 护理部主任
3. 临床科室主任（麻醉科）
4. 科护士长（所有）
5. 护士长（所有护理单元）

膀胱镜使用配合技术评分标准

科室：　　　　　　　　　　　　　　　　　　　　　　　　　　姓名：

项目	总分	技术操作要求	权重				得分	备注
			A	B	C	D		
操作过程	90	卫生手消毒	3	2	1	0		
		准备并检查用物	6	4	2	0		
		连接电源	5	3	1	0		
		打开无菌物品	6	4	2	0		
		连接摄像头	8	6	3	0		
		连接光源线	8	6	3	0		
		连接冲洗管路	8	6	3	0		
		固定	6	4	2	0		
		调节摄像参数	8	6	3	0		
		调节光源	8	6	3	0		
		配合术中使用	10	6	2	0		
		使用后处理	8	6	3	0		
		整理用物	6	4	2	0		
评价	10	操作动作熟练、节力	5	3	1	0		
		仪器及配件完整无损坏	5	3	1	0		
总分	100							

主考教师：　　　　　　　　　　　　　　　　考核日期：

四十二、鼻内窥镜使用配合技术

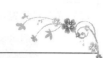

cooperating technique of nasal endoscope

【目的与适用范围】

制定本规章与流程的目的是规范护士配合医师使用鼻内窥镜进行手术时应遵循的操作程序，以保证手术的顺利进行。

【规章】 无

【名词释义】 无

【流程】

（一）必需品

显示器、摄像机、光源机、摄像头电缆、无菌光源线、无菌镜头、一次性无菌防护套、速干手消毒剂、医疗垃圾桶、生活垃圾桶。

（二）操作

操作流程	要点与说明
1. 卫生手消毒	
2. 准备并检查用物 （1）无菌物品外包装完好，在有效期内 （2）显示器、摄像机、光源机（图42-1）均处于备用状态，配件齐全，各独立电源线连接在总电源插座上	• 确保无菌物品处于无菌状态

续表

操作流程	要点与说明
（3）光源机放置在通风的位置 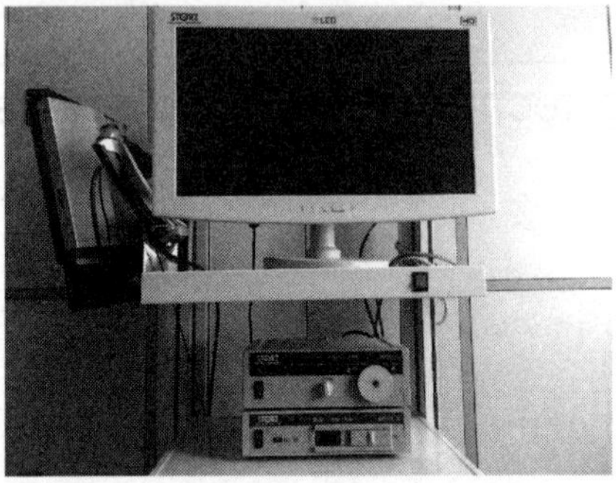 图 42-1　显示器、摄像机、光源机	• 有利于散热
3. 连接电源　将总电源线接入带有接地线的电源插座上	• 预防静电损坏机器
4. 开启无菌物品　卫生手消毒，依次开启无菌物品外包装，待刷手护士取出无菌光源线、一次性无菌防护套、无菌内窥镜镜头后，将外包装弃于生活垃圾桶内	• 遵循无菌操作原则 • 镜头容易损坏，应将无菌镜头置于操作台上打开外包装，以防掉落损伤镜头
5. 连接摄像头 （1）取下摄像头电缆尾端保护帽，将尾端插头插入摄像机对应插口 （2）协助手术医师用无菌防护套保护摄像头电缆	• 部分型号的摄像头仅可以进行擦拭消毒，不可进行灭菌，需要使用无菌防护套保护
6. 连接光源线　将手术台上递下的无菌光源线尾端插入光源机对应插口	• 光源线根据产品说明灭菌后使用
7. 固定导线　协助刷手护士将足够长度的导线（无菌保护套内的摄像头电缆线及无菌光源线）加以固定保护	• 避免术中导线滑脱污染 • 避免术中导线打折
8. 调节摄像参数 （1）打开光源开关，调节亮度 （2）开启摄像机和显示器开关，遵医嘱调节摄像参数 （3）将光源亮度调至最小	• 防止光源长时间发热而灼伤病人皮肤

续表

操作流程	要点与说明
9. 调节光源　待手术医师准备使用镜头时，遵医嘱调节光源亮度	• 光源导线避免过度弯曲，以免影响使用寿命 • 亮度调节应从小到大，可延长光源的使用寿命
10. 配合术中使用 （1）遵医嘱随时调节光源亮度 （2）术中暂停使用光源时，及时将光源亮度调至最小 （3）发生故障时及时排除 1）仪器不能启动，检查电源连接 2）显示器没有成像，检查显示器与摄像机的连接 3）显示器图像模糊，出现条纹，污点，检查鼻内窥镜及摄像机的光学器件 4）故障不能解决时及时更换，并联系维修工程师	• 避免光源长时间置于无菌台上灼伤病人或引起火灾 • 确保信号传输无障碍 • 确保镜头清晰不被污染
11. 整理用物 （1）将光源亮度调至最小，依次关闭各机器开关，拔除各种线路并归位 （2）整理摄像头电缆 1）撤掉无菌保护套弃于医疗垃圾桶内，并将摄像头线盘起后收入仪器架抽屉内，轻拿轻放，避免受压 2）摄像头及摄像线尾端插头套上保护帽 （3）将镜头、光源线整理好后交予专人清洗灭菌，鼻内镜头应单独清洗，建议摄像头线、光源线盘旋放置时应保持线圈直径≥10cm （4）将鼻内镜仪器清洁后放回固定位置 （5）洗手	• 避免碰撞损伤镜体 • 防止连线扭曲折断影响使用寿命

【参考文件】　无

【文件保留】　1年

【附件】　无

【质控要点】

1. 鼻内窥镜头、摄像头及光源线拿取时应格外小心，轻拿轻放，防止跌落损坏，防止碰撞受压，避免线路打折，由专人清洁灭菌保存。

2. 光源机放置在通风的位置，有利于散热，以便延长仪器的寿命，光源应避开易燃品，避免发生危险。

【文件交付】

1. 医疗副院长
2. 护理部主任
3. 临床科室主任（麻醉科）
4. 科护士长（所有）
5. 护士长（所有护理单元）

鼻内镜的使用配合技术评分标准

科室：   姓名：

项目	总分	技术操作要求	权重				得分	备注
			A	B	C	D		
操作过程	90	卫生手消毒	5	3	1	0		
		准备并检查用物	8	6	3	0		
		连接电源	5	3	1	0		
		开启无菌物品	8	6	3	0		
		连接摄像头	10	6	2	0		
		连接光源线	10	6	2	0		
		固定导线	8	6	3	0		
		调节摄像参数	8	6	3	0		
		调节光源	10	6	2	0		
		配合术中使用	10	6	2	0		
		整理用物	8	6	3	0		
评价	10	操作规范	5	3	1	0		
		动作熟练	5	3	1	0		
总分	100							

主考教师：   考核日期：

四十三、 达·芬奇 Si 外科手术系统的使用配合技术

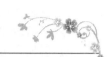

cooperating technique of da Vinci Si surgical system

【目的与适用范围】

制定本规章与流程的目的是规范护士配合医师使用达·芬奇 Si 外科手术系统进行手术时应遵循的操作程序，以保证手术的顺利进行。

【规章】 无

【名词解释】

1. 达·芬奇 Si 外科手术系统（da Vinci Si surgical system）：是微创外科手术平台。该系统整合了三维立体高分辨的影像、可转腕手术器械以及直同步的操控技术，使医生超越传统手术技术的限制，也使更多复杂的外科手术能以微创方式开展。

2. 达·芬奇 Si 外科手术系统由三部分组成

（1）医生操控系统

1）立体目镜：提供手术视野的影像。

2）操作手柄：控制器械和镜头的活动。

3）左右面板：调整用户设置、开关机并设置紧急停止按钮。

4）触摸面板：控制系统音频和视频、进行机械臂之间的切换。

5）脚踏板：启动电设备和控制床旁机械臂系统。

（2）床旁机械臂系统

1）大臂关节：使机械臂在最大范围内活动。

2）机械臂：装配 EndoWrist 器械。

3）镜头臂：装配镜头。

4）转换开关和电动驱动：控制床旁机械臂系统的运动。

（3）成像系统

1）核心处理器：系统的中心处理器。

2）光源：内窥镜视野的光线来源。

3）镜头：提供三维高清图像。

4）高清摄像机控制单元（camera control units，CCU）：处理图像。

5）触摸显示屏：控制音频和视频设置。

6）气罐捆扎带：固定气体罐。

【流程】

（一）必需品

达·芬奇 Si 外科手术系统（医生操控系统，床旁机械臂系统，成像系统）及配套电缆、电外科设备、摄像头、无菌内窥镜镜头、十字校准器、无菌器械包、无菌敷料包、无菌 EndoWrist 器械、一次性无菌镜头臂罩/镜头罩/机械臂罩、机械臂套管、无菌气腹管（按需）、无菌单极线（按需）、无菌双极线（按需）、速干手消毒剂、医疗垃圾桶、生活垃圾桶。

（二）操作

操作流程	要点与说明
1. 卫生手消毒	
2. 检查并准备用物 （1）各种物品在有效期内，一次性物品外包装完整 （2）无菌器械包、无菌敷料包在有效期内、灭菌指示胶带变色，包布无潮湿、破损 （3）医生操控系统（图 43-1）、床旁机械臂系统（图 43-2）、成像系统（图 43-3）、电外科设备均处于备用状态，配件齐全 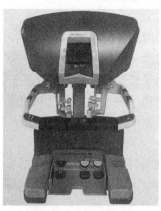 图 43-1 医生操控系统	

续表

操作流程	要点与说明
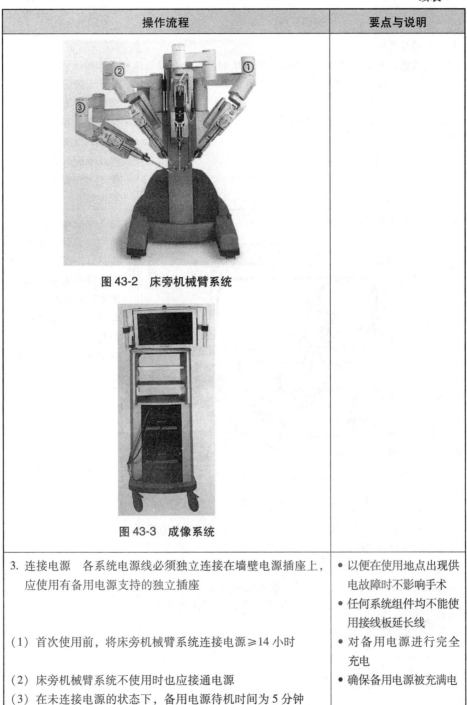 图 43-2　床旁机械臂系统 图 43-3　成像系统	
3. 连接电源　各系统电源线必须独立连接在墙壁电源插座上，应使用有备用电源支持的独立插座	• 以便在使用地点出现供电故障时不影响手术
	• 任何系统组件均不能使用接线板延长线
（1）首次使用前，将床旁机械臂系统连接电源≥14 小时	• 对备用电源进行完全充电
（2）床旁机械臂系统不使用时也应接通电源	• 确保备用电源被充满电
（3）在未连接电源的状态下，备用电源待机时间为 5 分钟	

续表

操作流程	要点与说明
4. 定位成像系统 （1）将成像系统安置在靠近床旁机械臂系统的位置，尽量靠近床旁机械臂系统但应与无菌区保持≥30cm 的距离，定位完毕后锁定滚轮 （2）调整触摸屏显示器位置及角度	• 成像系统除显示屏之外无无菌保护套保护，防止污染无菌区域 • 便于术前准备时十字校准、设置参数、观察故障提示灯 • 便于术中医护人员观看视频
5. 连接系统电缆（图 43-4） 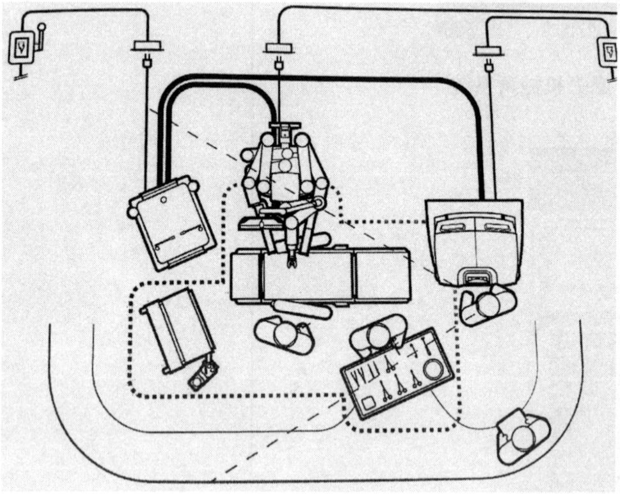 图 43-4　系统电缆布线图 （1）检查接头：拔掉电缆上的保护盖，检查电缆接头和系统接头无碎片或针脚弯曲 （2）连接床旁机械臂系统：将电缆接头上的红点与相应插口上的红点对齐，翻开插口盖，插入电缆接头，如果电缆连接正确，应该可以听到"咔嗒"声，轻轻拉动接头，确认电缆已插入（图 43-5）	• 两条系统电缆的一端始终与成像系统相连接，另一端需要时分别连接床旁机械臂系统和医生操控系统 • 电缆接头盒系统插口均有保护加盖，必须将保护盖打开方可连接

操作流程	要点与说明
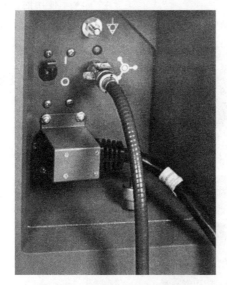 图 43-5 连接床旁机械臂系统 （3）连接医生操控系统：同步骤（2）（图 43-6） 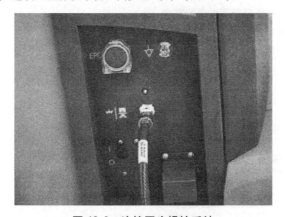 图 43-6 连接医生操控系统 （4）检查电缆布线避开手术室通道，便于床旁机械臂系统在术前和术中的位置移动，避免踩踏或弯曲电缆，最小弯曲半径为 2.54cm	• 踩踏或过度弯曲电缆可能损坏电缆或影响使用寿命

续表

操作流程	要点与说明
6. 连接摄像头电缆 （1）区分连接摄像机电缆和连接光线引导器电缆（图 43-7） 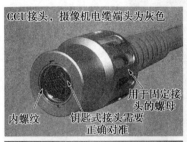 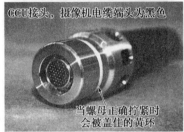 图 43-7　两条电缆的区别 1）摄像机电缆的端头为黑色，光线引导器电缆为灰色 2）摄像机电缆在高清摄像控制单元（CCU）接头处有一圈黄环（外螺纹），只能与 CCU 上有蓝环（内螺纹）的插口相配 （2）连接摄像机电缆（图 43-8） 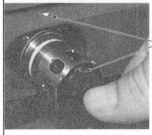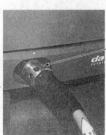 图 43-8　连接摄像机电缆 1）将电缆接头上的对准箭头与 CCU 插口顶部相对应插入接头 2）拧紧螺母，使黄环被完全遮盖为止	• 不使用时，将两根摄像头电缆两端保持连接，防止接头和插口被污染 • 两条电缆及其接头不交叉兼容 • 确保连接稳固

图 43-7 内的标注：CCU 接头，摄像机电缆端头为灰色；用于固定接头的螺母；内螺纹；钥匙式接头需要正确对准；CCU 接头，摄像机电缆端头为黑色；当螺母正确拧紧时会被盖住的黄环

图 43-8 内的标注：匹配对准箭头；拧紧后的螺母

操作流程	要点与说明
（3）连接光线引导器电缆（图 43-9） 图 43-9　连接光线引导器电缆 1）将光线引导器电缆接头插入照明装置的插口内，接头完全插入时将发出"咔嗒"声 2）轻拉光线引导器接头，不动为止	• 确认接头完全插入到插口中
7. 连接辅助装置 （1）将电缆辅助装置端插入装置上的对应通道 （2）将电缆系统端插入核心处理器背面 3 个能量（ENERGY）插口的任意一个中（图 43-10） 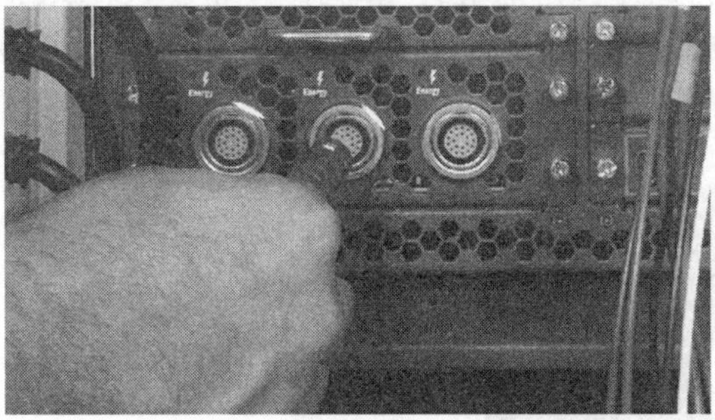 图 43-10　核心处理器背面能量插口	

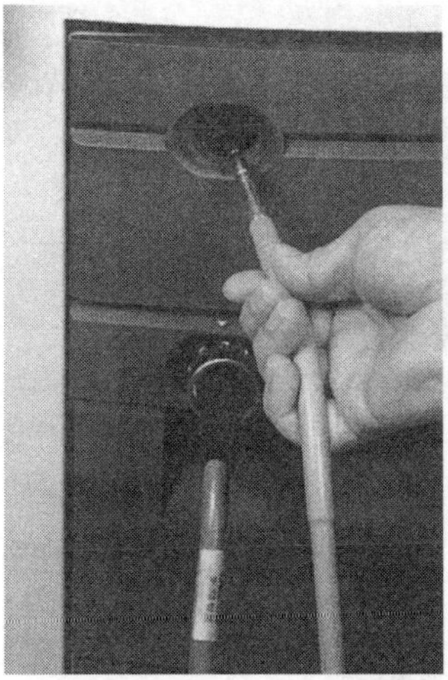

续表

操作流程	要点与说明
8. 启动手术程序　按下三个系统的任意一个"power"键启动程序（图 43-11） 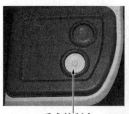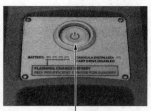 手术控制台　　　　患者手推车 电源按钮　　　　　电源按钮 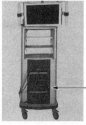 图像车电 源按钮 **图 43-11　三个系统的 power 键**	• 在系统电缆连接的情况下，其余系统将自己启动
9. 安装内窥镜镜头罩 （1）卫生手消毒，打开无菌物品外包装，待刷手护士取出无菌物品后将外包装弃于生活垃圾桶内 （2）使用蒸馏水纱布擦拭摄像头以清除所有碎屑或污垢 （3）刷手护士展开无菌罩，将手插入到无菌罩的开放端内，并牢固地抓住镜头罩无菌转接头 （4）将摄像头连接至镜头罩无菌转接头（图 43-12），连接时须将摄像头内的针脚与无菌转接头内的通道对准，向下推并旋转直到摄像头锁定入位，当其锁定到位时，会发出"咔嗒"声 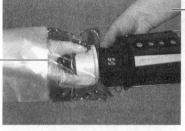 3.巡回护士 （非无菌） 2.洗手护士 （无菌） **图 43-12　摄像头连接无菌转接头**	• 摄像头及光缆不可进行高压灭菌 • 摄像头环形螺母上的图标标明了在摄像头内锁定或解锁无菌转接头所需旋转的方向

操作流程	要点与说明
（5）待刷手护士将无菌罩翻转覆盖在摄像头上后，沿着光缆拉无菌罩 （6）套好无菌镜头罩的内窥镜应在无菌台面上呈"S"形摆放无菌组件和光缆，或卷到无菌盆内	• 以防污染或使光缆折断
10. 刷手护士设置白平衡（图 43-13） 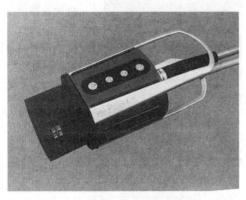 **图 43-13 摄像头面板** （1）按下摄像头面板上的"打开/关闭"按钮 （2）将内窥镜指向一白色物体，使该白色物体距离内窥镜镜头 10cm，让它充满整个视野 （3）按住摄像头上的"图像设置"按钮（图 43-14）1 秒钟打开"Camera/Scope Setup（摄像机/内窥镜设置）"菜单 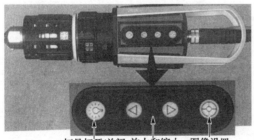 灯具打开/关闭　放大和缩小　图像设置 **图 43-14 "图像设置"按钮图** （4）选择"White Balance（白平衡）"，整个过程自动完成后点击"Yes"即可	• 切勿使用纱布，因其不能为白平衡提供适当背景

操作流程	要点与说明
11. 刷手护士进行 3D 校准 （1）根据内窥镜的角度选择十字校准器上正确的孔和方向后插入内窥镜 （2）看到目标十字准线出现在触摸屏中央（图 43-15） 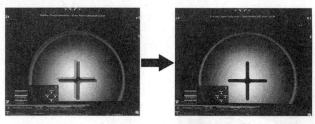 图 43-15　十字校准 （3）按住摄像头上的"图像设置"按钮 1 秒钟打开"Camera/Scope Setup（摄像机/内窥镜设置）"菜单 （4）选择"Auto 3D Calibration（自动 3D 校准）"，整个过程自动完成后点击"Yes"即可 （5）选择"Exit（退出）"完全退出"Camera/Scope Setup（摄像机/内窥镜设置）"菜单	• 每次手术前应对所有期望和当前的摄像头及其配合使用的内窥镜和角度予以校准，系统会保存各内窥镜、角度和摄像头组合的最后一次校准，即便在术中改变角度（无论 0°、30° 向上或是 30° 向下），也无需再次校准
12. 准备安装床旁机械系统无菌罩 （1）将镜头臂和每个器械臂的插入轴移至垂直位置（90°） （2）将待安装镜头臂/器械臂置于床旁机械系统的前方，使无菌转接头部位朝上（图 43-16） 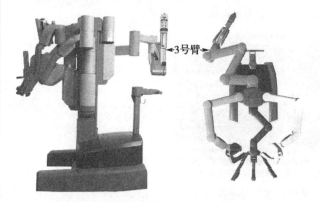 图 43-16　待安装器械臂位置 （3）卫生手消毒，打开无菌物品外包装，待刷手护士取出无菌物品后将外包装弃于生活垃圾桶内	• 在器械臂周围提供充足的活动空间

续表

操作流程	要点与说明
13. 刷手护士安装器械臂无菌罩 （1）在无菌台面上展开无菌罩，撕开前部和开口处的撕贴纸 （2）确定并打开无菌罩开口，一手拇指和其余四指抓住开口外缘，一手持无菌罩顶端（无菌转接头侧），对准器械臂插入轴后松开开口外缘处手使无菌罩顺势覆盖在插入轴上（图 43-17） 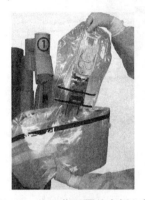 图 43-17　将无菌罩覆盖在插入轴上 （3）将无菌转接头底座插入适合的模制件内（图 43-18） 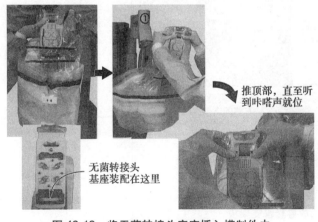 推顶部，直至听到咔嗒声就位 无菌转接头基座装配在这里 图 43-18　将无菌转接头底座插入模制件内 （4）用两个拇指将无菌转接头推入器械臂，听到"咔嗒"声表示安装到位，当无菌转接头上的轮子转动，听到三声提示音，表明系统已识别，如果无菌转接头未吻合，拆下并重新安装	• 刷手护士套无菌罩时不可触碰无菌罩内侧（非无菌侧），防止污染

操作流程	要点与说明
（5）将蓝色软带弯曲，沿器械臂轴形成一个通畅的器械插入通道（图 43-19） 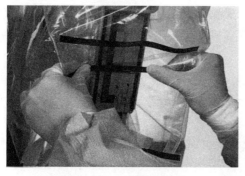 图 43-19　弯曲蓝色软带	• 便于套无菌罩并减少无菌罩褶皱扭曲
（6）一手在上一手在下，呈怀抱器械臂及大臂状态，双手置于反折无菌面侧，放置套管支架模（图 43-20），确保模卡住套管支架 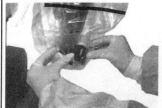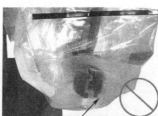 错误：模没有包住右侧的支架突舌 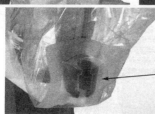 正确：模包住了两侧的支架突舌 图 43-20　放置套管支架模	• 防止污染
（7）将器械臂调整为与大臂关节呈一直线并与地面平行 （8）双手持无菌罩开口边缘反折无菌面侧，将无菌罩沿器械臂向大臂推移至靠近中心柱的位置	

续表

操作流程	要点与说明
（9）调整无菌罩，将所有白色系带整齐缠绕扣紧固定无菌罩（图 43-21），避开关节和器械臂按钮处，靠近器械臂侧的第一个白色系带缠绕时宜松，其余白色系带应扣紧	• 既使得无菌罩在机械臂上贴合紧密又便于关节的活动

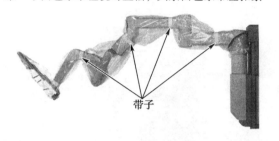

带子

图 43-21　固定无菌罩

| （10）检查器械臂的活动度 | • 确认器械臂可以移动自如 |
| （11）安装好器械臂后，移开置于备用状态，在器械臂周围提供充足的活动空间 | • 防止人员移动污染无菌器械臂 |

14. 刷手护士安装镜头臂无菌罩
（1）在无菌台面上展开无菌罩，并将白色固定夹从无菌转接头上取下（图 43-22）

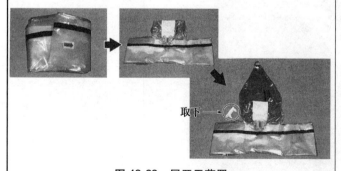

取下

图 43-22　展开无菌罩

| （2）确定并打开无菌罩开口，一手拇指和其余四指抓住开口外缘，一手持无菌罩顶端（无菌转接头侧），不可触碰无菌罩内侧（非无菌侧），对准镜头臂插入轴后松开开口外缘处手使无菌罩顺势覆盖在插入轴上 | • 防止污染 |

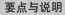
续表

操作流程	要点与说明
（3）将镜头臂无菌转接头与镜头臂托架对齐 （4）使用一只手的侧面，通过托架在无菌罩内做一个凹槽（图 43-23）	• 为内窥镜的通过制造空间

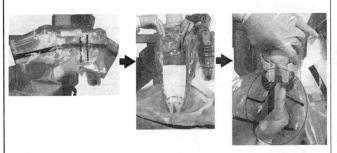

图 43-23　安装无菌转接头

（5）将镜头臂无菌转接头推入位，并检查是否正确就位

（6）将蓝色软带弯曲，沿臂插入轴形成一个畅通的内窥镜通道（图 43-24）

- 应与镜头臂保持连接，必要时重新安装并再次检查
- 方便安装镜头，确认镜头臂可以移动自如

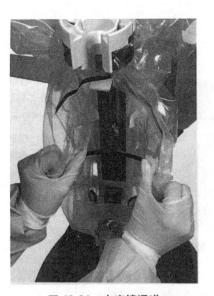

图 43-24　内窥镜通道

操作流程	要点与说明
（7）放置套管支架模（图 43-25），确保模卡住套管支架 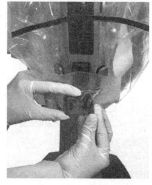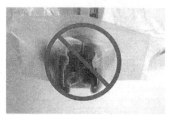 图 43-25　放置套管支架模	
（8）将镜头臂调整为与大臂关节呈一直线并与地面平行	• 便于套无菌罩并减少无菌罩褶皱扭曲
（9）手持无菌罩开口边缘，一手在上一手在下，呈怀抱器械臂及大臂状态，双手置于反折无菌面侧，将无菌罩沿镜头臂向后推移至靠近中心柱的位置（图 43-26） 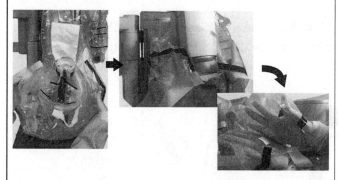 图 43-26　拉至中心柱并固定	• 防止污染
（10）用无菌罩开口反折内侧的双手在中心柱附近将尾端开口粘在一起 （11）调整无菌罩，将所有白色系带整齐缠绕扣紧固定无菌罩（图 43-27），应避开关节和摄像臂按钮处，靠近镜头臂侧的第一个白色系带缠绕时宜松，其余白色系带应扣紧，并检查镜头臂的活动度	• 镜头罩尾端有一开口，操作时应避免污染 • 既使得无菌罩在摄像臂上贴合紧密又便于关节的活动

续表

操作流程	要点与说明
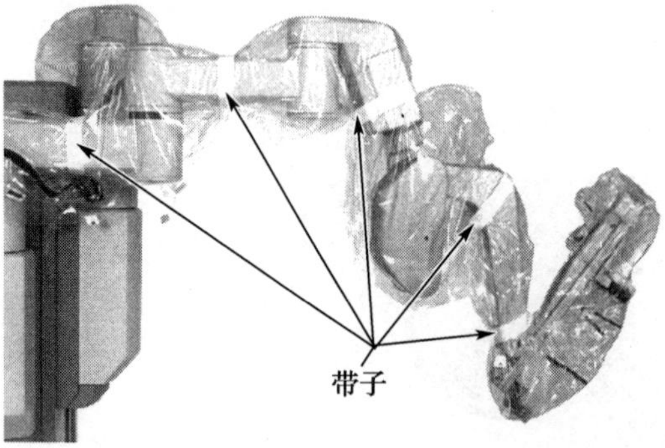 图 43-27　缠绕固定无菌罩	
（12）安装好镜头臂后，移开置于备用状态，在镜头臂周围提供充足的活动空间	• 防止人员移动污染无菌镜头臂
15. 调整初始位置　刷手护士将镜头臂和各个器械臂调整到初始位置 （1）调整"最佳结合点"，移动镜头臂，使蓝色箭头与位于镜头臂装配连接件中间的蓝色条界限之间区域对齐（图 43-28） 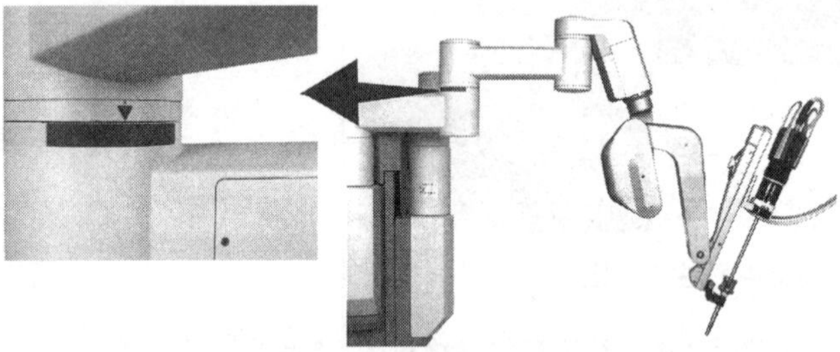 图 43-28　"最佳结合点" （2）使器械臂关节上的数字和无菌转接头面向前方 （3）镜头臂与地面垂直，其余各个臂之间呈 45°角 （4）各机械臂均摆放到最高并且紧凑的位置	• 使镜头臂有一个最大的活动范围

续表

操作流程	要点与说明
16. 刷手护士安装无菌触摸屏罩 （1）将无菌罩放在无菌台面上，使标签向上，取出纸衬并弃于生活垃圾桶内 （2）将一只手放入无菌罩的底端开口，另一只手持无菌罩的顶端，将无菌罩放下覆盖在监视器上，标签朝向操作者（图 43-29）	• 由于触摸屏的无菌罩尺寸较大，必要时两名无菌人员协助操作

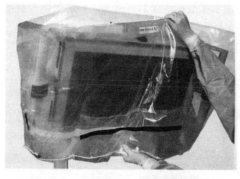

图 43-29　无菌罩放下覆盖在监视器上

操作流程	要点与说明
（3）手持无菌罩边缘放下无菌罩，直至覆盖监视器臂的底座 （4）将白色系带缠绕在机械臂上 （5）沿监视器臂底座拉紧束带，用锁扣将其固定，将多余的束带扎入无菌罩口边附件的袋内（图 43-30）	• 防止无菌罩移动 • 使无菌罩平滑地贴在监视器表面，便于触摸操作

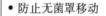
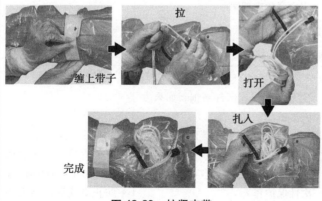

图 43-30　拉紧束带

操作流程	要点与说明
（6）将无菌罩窗口与监视器对齐并抚平 （7）将 Velcro 带固定在监视器的侧面和后面	

续表

操作流程	要点与说明
17. 系统定位 （1）遵医嘱使用电动机驱动装置将器械臂系统移向病人 （2）待摄像臂套管支架位于摄像机套管上方，使之与摄像机套管、目标解剖部位成一直线，和手术目标区域保持10~20cm的距离时，遵医嘱固定器械臂系统	• 使各个臂的活动范围最大化
18. 刷手护士协助安装镜头 （1）将镜头浸入40~50℃的无菌蒸馏水保温杯（保温杯底部放无菌纱布）中加热，用干纱布将镜头擦干擦净 （2）待手术医师安装锁定镜头后协助将摄像机电缆的黄色部分连接到镜头臂上的应力释放支架上（图43-31），确保摄像头上的摄像机控制按钮朝向床旁机械臂系统 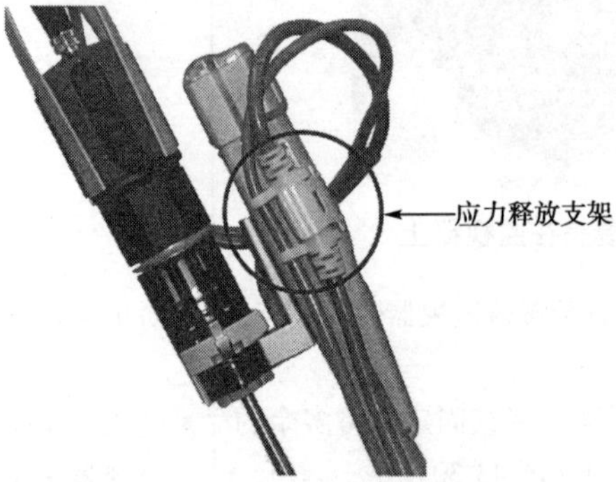 图43-31　应力释放支架图 （3）将光缆妥善安置在机械臂大臂上，防止滑落，禁止将光缆置于机械臂或镜头臂与大臂连接的关节处	• 避免镜头碰撞杯底而损坏 • 便于术中调节 • 防止光缆被夹或折断
19. 刷手护士协助安装器械 （1）检查器械是否有折断、裂开、破碎或部件磨损，如果发现任何损坏，停止使用该器械 （2）遵医嘱递予手术医师器械，确认通过旋转器壳体后部的圆盘将器械腕伸直，禁止直接对器械腕操作 （3）递予剪刀前需先安装一次性保护套 （4）故障排除 1）如果器械未正确吻合，重新安装器械 2）如果问题未解决，重新安装无菌转接头 3）如果问题仍未解决，重新安装器械臂无菌罩	• 以确保轻松插入套管内 • 不要直接对器械腕操作，防止器械损坏 • 防止电流通过剪刀头端金属时灼伤周围组织，保证安全

操作流程	要点与说明
20. 配合术中使用 （1）遵医嘱擦拭镜头：使用中镜头起雾或出现污渍应及时擦干擦净 （2）更换器械期间，使用湿纱布清洁器械的端头 （3）器械在体内时，禁止使用一件器械去清洁另一件器械	• 确保清晰的手术视野 • 保持清洁，方便手术使用 • 防止损坏器械，损伤病人
21. 手术后处理 （1）确认手术医师依次取下器械、镜头并从器械臂和镜头臂上断开套管、移开器械臂和镜头臂 （2）将床旁机械臂系统推离手术台 （3）移除无菌罩并毁形后弃于医疗垃圾桶内 （4）将所有无菌系统附件（图 43-32）交予专人清洗灭菌备用 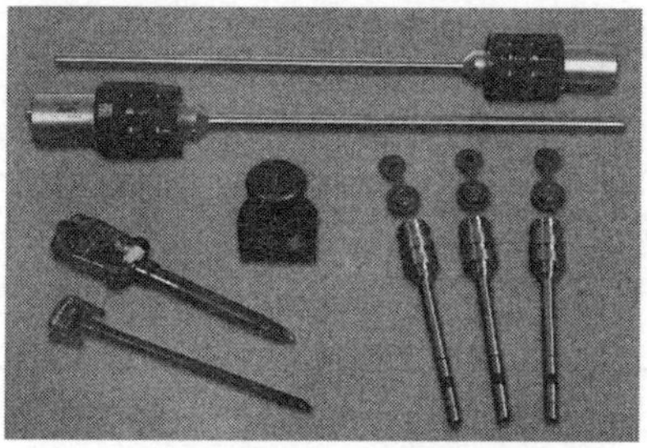 图 43-32　系统附件	
22. 查询器械使用情况 （1）查询器械剩余次数：点击触摸屏或触摸板上 Utilities（实用工具）选项卡 （2）点击 Inventory Management（库存管理） （3）查看当前使用的所有器械的剩余可用次数	• 每次关机前须查询并记录器械使用情况，以备下次使用
23. 整理用物 （1）将床旁机械臂系统的各个手臂收回至存放位置 （2）按下系统 Power（电源）按钮，系统将开始 10 秒钟的关机进程 （3）将连接各系统的电缆线断开并盘好，悬挂于固定位置 （4）将医生操控系统、床旁机械臂系统及成像系统移至手术间安全位置，盖好保护罩	• 10 秒钟内再次按下 Power（电源）按钮可取消关机 • 防止扭曲打折

续表

操作流程	要点与说明
24. 注意事项 （1）套无菌罩应遵循从一侧机械臂开始依次顺序套向另一的原则，并始终站在背对非无菌器械臂的位置，防止污染 （2）无菌罩的蓝色带表示无菌隔离带，如由一名非无菌人员协助套无菌罩，该人员不得抓住蓝色带以外的部分 （3）在系统完全关闭之前，不可断开系统电缆 （4）如果系统在关机后 10 分钟内未被重启，系统将视之后的任何重启为一次新的手术，器械的使用次数将相应减少 （5）消毒灭菌 1）内窥镜镜头清洗不得使用超声波，不能用酒精浸泡；消毒灭菌应使用环氧乙烷或过氧化氢气体等离子体低温灭菌，不得使用高温高压灭菌 2）手术器械清洗消毒其高压水枪的压力不得超过 30PSI，冲洗手术器械并用超声波清洗；消毒灭菌应选择高温高压，不得使用环氧乙烷或过氧化氢气体等离子体低温灭菌	• 系统电缆在使用过程中断开，将发生不可恢复的故障 • 每把器械仅能使用 10 次

【参考文件】 无

【文件保留】 1 年

【附件】 无

【质控要点】

1. 在系统完全关闭之前，不可断开系统电缆。

2. 无菌罩的蓝色带表示无菌隔离带，如由一名非无菌人员协助套无菌罩，则该人员不得抓住蓝色带以外的部分。

3. 如果系统在关机后 10 分钟内未被重启，系统将视之后的任何重启为一次新的手术，器械的使用次数将相应减少。

【文件交付】

1. 医疗副院长
2. 护理部主任
3. 临床科室主任（麻醉科）
4. 科护士长（所有）
5. 护士长（所有护理单元）

达·芬奇 Si 外科手术系统的使用配合技术评分标准

科室：　　　　　　　　　　　　　　　　　　　　　　　姓名：

项目	总分	技术操作要求	权重				得分	备注
			A	B	C	D		
操作过程	90	卫生手消毒	4	3	2	0		
		准备并检查用物	6	4	2	0		
		连接电源	2	1	0	0		
		定位成像系统	3	2	1	0		
		连接系统电缆	3	2	1	0		
		连接摄像头电缆	3	2	1	0		
		连接辅助装置	3	2	1	0		
		启动手术程序	1	0	0	0		
		安装内窥镜镜头罩	5	3	1	0		
		刷手护士设置白平衡	5	3	1	0		
		刷手护士进行 3D 校准	5	3	1	0		
		准备安装床旁机械系统无菌罩	2	1	0	0		
		刷手护士安装器械臂无菌罩	5	3	1	0		
		刷手护士安装镜头臂无菌罩	5	3	1	0		
		调整初始位置	2	1	0	0		
		刷手护士安装无菌触摸屏罩	3	2	1	0		
		系统定位	3	2	1	0		
		刷手护士协助安装镜头	3	2	1	0		
		刷手护士协助安装器械	3	2	1	0		
		配合术中使用	4	1	0	0		

续表

项目	总分	技术操作要求	权重				得分	备注
			A	B	C	D		
操作过程	90	手术后处理	4	3	2	0		
		查询器械使用情况	3	2	1	0		
		整理用物	3	2	1	0		
评价	10	操作过程无污染	3	2	1	0		
		操作动作熟练	3	2	1	0		
		按注意事项操作	4	3	2	0		
总分	100							

主考教师：   考核日期：

四十四、 玻璃体切除设备使用配合技术

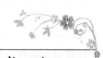

cooperating technique of vitrectomy machine

【目的与适用范围】

制定本规章与流程的目的是规范护士配合医师使用玻璃体切除设备进行手术时应遵循的操作程序，以保证手术的顺利进行。

【规章】 无

【名词释义】

玻璃体切除设备（vitrectomy machine）：是一种眼后节手术的多功能手术设备。可进行玻璃体和组织切割、眼后节照明以及应用透热疗法（电凝）止血。通过导管将玻璃体切割手柄和积液盒连接在一起产生负压而从眼内洗出眼内物质，利用灌注液代替房水，可以经输液套管直接进入，也可以通过手柄使液体流进入眼内。

【流程】

（一）必需品

玻璃体切除设备（空气压力源装置、升降支架、显示屏、仪器托盘）、电源线（可拆卸式）、有线脚踏开关、一次性手术套包（灌注滴液管、带自动灌注阀的灌注管路、前节灌注管路、积液盒、玻璃体切割手柄、照明光纤、穿刺套包、黏弹物质控制管路、三通、专用保护套）、双极电凝（按需）、平衡盐溶液、速干手消毒剂、医疗垃圾桶、生活垃圾桶、利器盒。

（二）操作

操作流程	要点与说明
1. 卫生手消毒	
2. 准备并检查用物 （1）无菌物品外包装完好，在有效期内 （2）玻璃体切除设备（图 44-1）处于备用状态，配件齐全，脚踏开关线路接头连接紧密 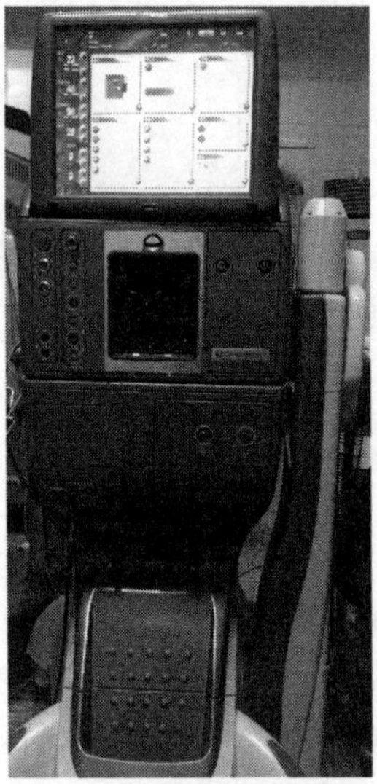 **图 44-1　玻璃体切除设备图示** （3）检查空气压力源装置（高纯氮气、压力表、耐压管），确保高纯氮气充足，压力表处于正常状态，管道完好连接紧密	• 确保一次性物品处于无菌状态
3. 放置脚踏开关　双手持脚踏开关置于手术床头下方右侧，禁止通过拎起或牵拉电缆，间接移动脚踏开关	• 避免造成不可修复的损坏

操作流程	要点与说明
4. 调整仪器托盘　使用平/竖直解锁装置将托盘置于积液盒水平位置（图 44-2） 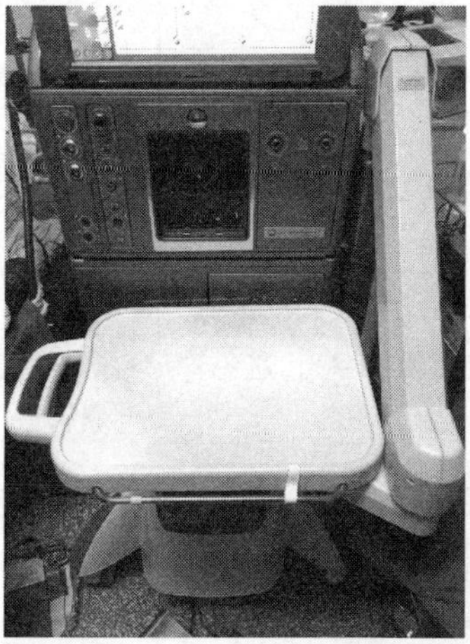 图 44-2　仪器托盘图示	• 确保能够准确测试
5. 开启压力源开关　开启氮气阀门，分压表压力调至为0.7~0.9MPa	
6. 连接电源　将设备电源线接入带有接地线的电源插座上	• 预防静电损坏机器
7. 开机自检 （1）开启电源开关 （2）开启待机开关自检，系统将进入设置界面（图 44-3） 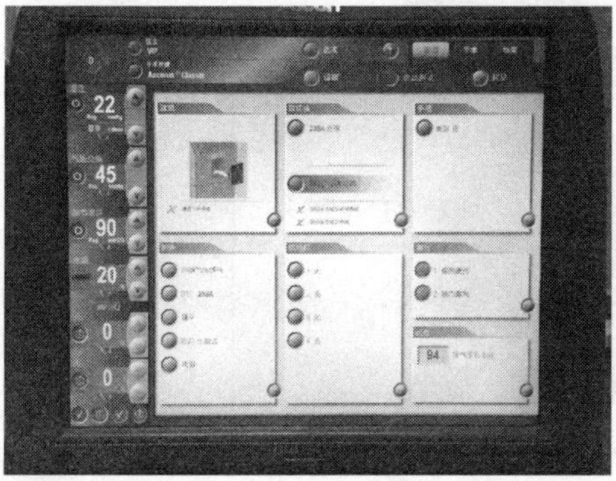 图 44-3　设置界面图示	

操作流程	要点与说明
8. 录入信息　自检后进入设置模式，录入本次术者姓名及手术所需参数	• 可储存术者个性化手术参数，以方便术者使用
9. 打开无菌物品　卫生手消毒 （1）依次打开无菌物品外包装，待刷手护士取出无菌物品后，将外包装弃于生活垃圾桶内 （2）刷手护士将无菌专用保护套套在仪器托盘上，建立无菌区域，放置无菌物品	• 遵循无菌操作原则
10. 连接管路 （1）刷手护士将各管路与积液盒紧密连接（图44-4），避免管道打折 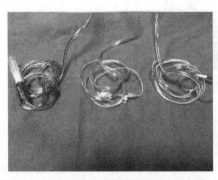 图44-4　管路连接图示 （2）将手术台上递下的积液盒安装于设备卡槽中（图44-5） 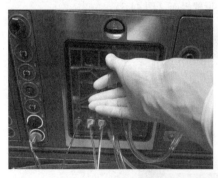 图44-5　安装积液盒 （3）将平衡盐溶液挂于升降支架上，消毒棉签消毒瓶口，将手术台上递下灌注滴液管的穿刺针插入瓶口	• 确保管道通畅并连接紧密

操作流程	要点与说明
11. 连接玻璃体切除手柄　将手术台上递下的玻璃体切除手柄插头与设备连接	
12. 测试设备　按测试键进行测试（图44-6），测试过程中禁止触碰任何管路 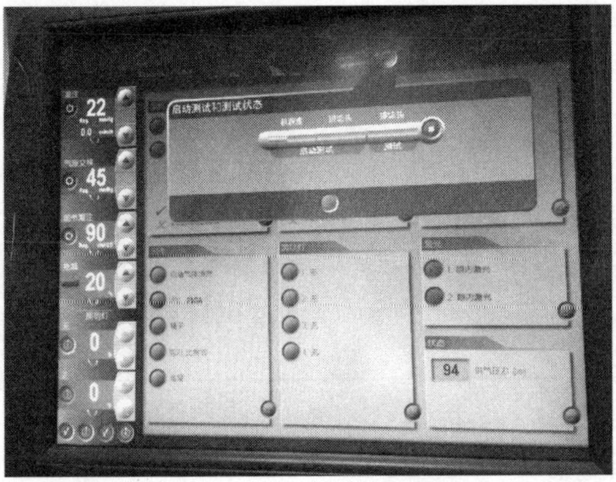 图44-6　测试界面	• 以免造成管路和积液盒内压力浮动，影响测试
13. 配合术中使用 （1）根据医嘱随时调整参数（灌注压、灌注流量、玻璃体切除手柄的负压、切割频率、切割模式） （2）随时观察高纯氮气压力表数值，确保氮气充足，压力过低时及时更换 （3）及时补充平衡盐溶液	
14. 故障排除 （1）测试不通过，检查各管路连接，重新测试，必要时更换积液盒 （2）术中出现切割性能或负压下降，立即停止操作，更换玻璃体切割手柄 （3）系统断电，重新启动系统时，及时联系相关设备的维修人员	• 避免对病人造成损伤

操作流程	要点与说明
15. 使用后处理 （1）将灌注滴液管的穿刺针从平衡盐溶液瓶口拔出，剪下弃于利器盒内 （2）卸除设备卡槽中的积液盒，连同各种管道弃于医疗垃圾桶内 （3）撤去仪器托盘上无菌专用保护套，弃于医疗垃圾桶内，牵拉位置解锁装置将托盘和托盘臂移至储存位置 （4）关闭手术系统及电源开关	• 避免一次性物品重复使用
16. 整理用物 （1）拔出电源线并整理整齐 （2）清洁玻璃体切除设备及脚踏开关，避免液体进入脚踏及其他部件中，归位备用 （3）洗手	• 避免线路打折而影响使用寿命 • 防止造成设备潮湿短路

【参考文件】　无

【文件保留】　1 年

【附件】　无

【质控要点】

1. 测试积液盒的过程中避免移动管道，以免造成管道和积液盒内的压力浮动，影响测试。

2. 测试及使用中确保各种管道完好、通畅、连接紧密。

3. 术中及时补充高纯氮气，确保设备正常使用。

4. 术中及时更换平衡盐灌注液，确保手术顺利进行。

【文件交付】

1. 医疗副院长

2. 护理部主任

3. 临床科室主任（麻醉科）

4. 科护士长（所有）

5. 护士长（所有护理单元）

玻璃体切除设备的使用配合技术评分标准

科室：   姓名：

项目	总分	技术操作要求	权重				得分	备注
			A	B	C	D		
操作过程	90	卫生手消毒	3	2	1	0		
		准备并检查用物	5	3	1	0		
		开启压力源开关	5	3	1	0		
		连接电源	3	2	1	0		
		开机自检	3	2	1	0		
		录入信息	3	2	1	0		
		开启无菌物品	8	6	3	0		
		连接管路	12	8	4	0		
		连接玻璃体切除手柄	10	6	2	0		
		测试设备	5	3	1	0		
		配合术中使用	10	6	2	0		
		故障排除	10	6	2	0		
		使用后处理	8	6	3	0		
		整理用物	5	3	1	0		
评价	10	操作规范	5	3	1	0		
		动作熟练	5	3	1	0		
总分	100							

主考教师：   考核日期：

四十五、 超声乳化仪使用配合技术

cooperating technology of phaco machine

【目的与适用范围】

制定本规章与流程的目的是规范护士配合医师使用超声乳化仪进行白内障手术时应遵循的操作程序，以保证手术的顺利进行。

【规章】 无

【名词释义】

超声乳化仪（phaco machine）：是治疗白内障的手术设备，是利用超声波的高频振动，将混浊的晶状体粉碎成乳糜状后吸出，具有对组织损伤小、愈合快、术后散光小及视力恢复快而稳定等优点。

【流程】

（一）必需品

超声乳化（phaco）主机、电源线（可拆卸式）、连线脚踏开关、升降支架、器械盘、无菌超声乳化（phaco）手柄（phaco 手柄、phaco 针头、固定扳手、灌注套管、测试舱）、无菌注吸（I/A）手柄（I/A 手柄、灌注套管）、无菌管道套包（灌注滴液管、灌注管、抽吸管、带集液袋的液流管理系统、专用保护套）、无菌双极电凝（按需）、无菌前节玻切（Vit）手柄（按需）、平衡盐溶液、速干手消毒剂、医疗垃圾桶、生活垃圾桶、利器盒。

（二）操作

操作流程	要点与说明
1. 卫生手消毒	
2. 准备并检查用物 （1）无菌物品（图 45-1）外包装完好，在有效期内 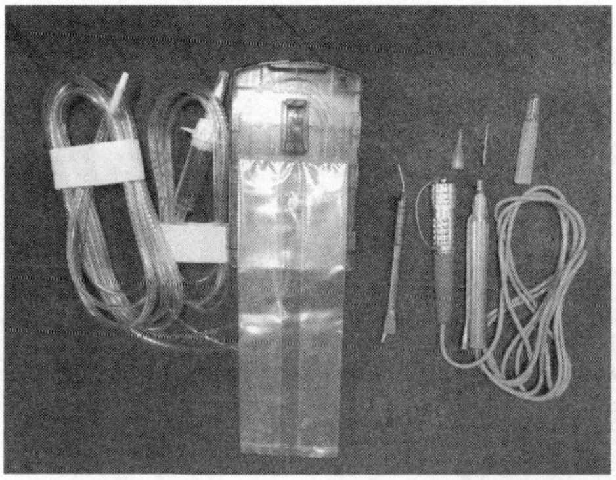 图 45-1　无菌物品	• 确保无菌物品处于无菌状态
（2）phaco 主机（图 45-2）处于备用状态，配件齐全，脚踏开关线路接头与主机连接紧密 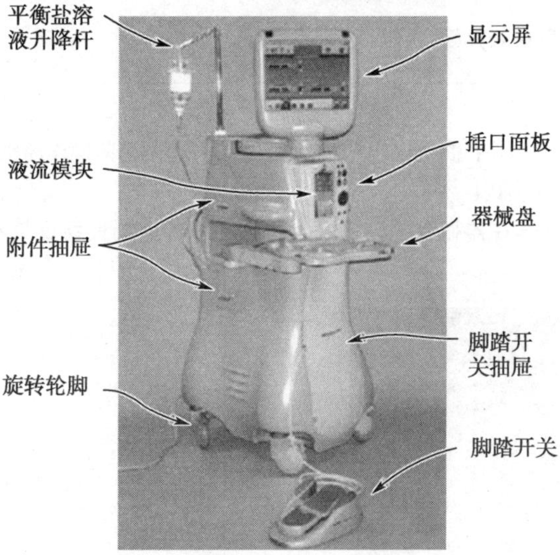 图 45-2　phaco 主机	• 确保仪器能够正常使用

续表

操作流程	要点与说明
3. 放置脚踏开关　双手持脚踏开关置于手术床头下方右侧，禁止通过拎起或牵拉电缆，间接移动脚踏开关	• 避免坠落或踢踏脚踏开关造成不可修复的损坏
4. 连接电源　将 phaco 主机电源线接入带有接地线的电源插座上	• 预防静电损坏机器
5. 开机自检　打开电源及主机开关，自检	
6. 录入信息　自检后进入设置模式，录入本次术者姓名及手术所需参数（图 45-3） 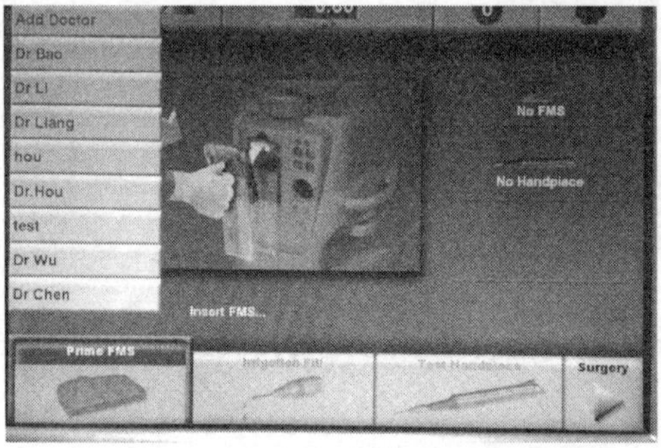 图 45-3　信息录入界面	• 模式中可储存术者个性化手术参数，以方便术者使用
7. 开启无菌物品　卫生手消毒 （1）依次开启无菌物品外包装，待刷手护士取出包内无菌物品后，将外包装弃于生活垃圾桶内 （2）刷手护士将无菌专用保护套套在器械盘上，建立无菌区域，放置无菌用物（图 45-4） 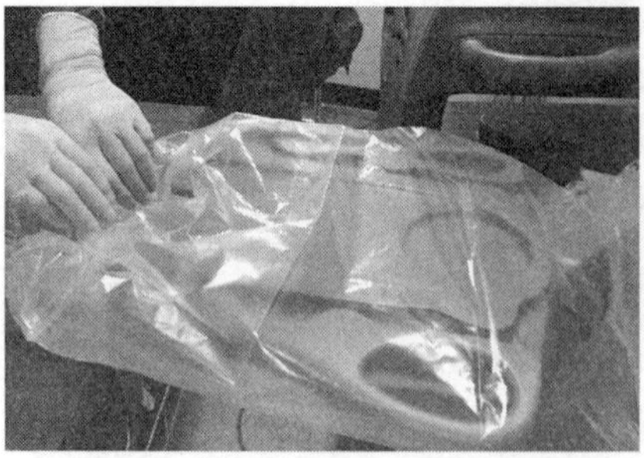 图 45-4　无菌器械盘放置无菌用物	• 遵循无菌操作原则 • 器械盘置物重量不可大于 20 磅（约 9kg）

操作流程	要点与说明
8. 连接管道 （1）将带集液袋的液流管理系统安装在主机上（图 45-5） 图 45-5　液流管理系统的安装	• 遵循无菌操作原则
（2）将平衡盐溶液挂于升降支架上（默认高度为：place 模式 95cm、I/A 模式 78cm、Vit 模式 55cm），安尔碘棉签消毒瓶口，将手术台上递下的灌注滴液管穿刺针插入瓶口 （3）刷手护士将灌注管与抽吸管连接，避免管道打折	• 升降平衡盐溶液的高度，从而调节灌注压力的增减 • 确保管道通畅并连接紧密
9. 测试管道　按测试图标测试管道（图 45-6） 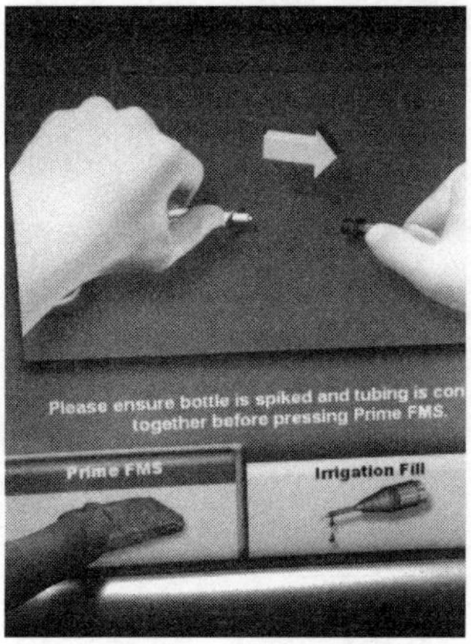 图 45-6　测试管道	

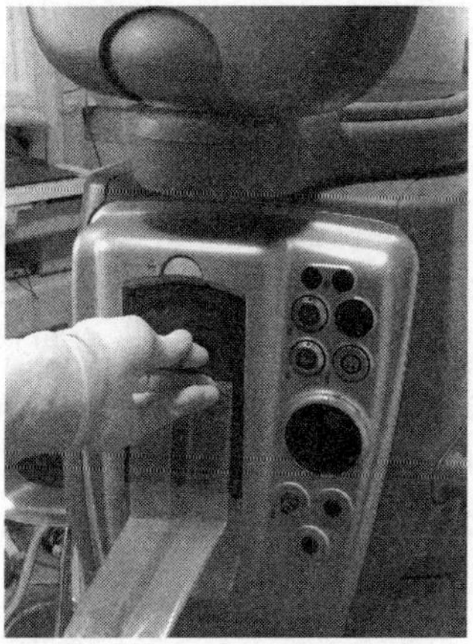

续表

操作流程	要点与说明
10. 连接 phaco 手柄 （1）刷手护士用固定扳手将 phaco 针头与 phaco 手柄紧密连接。如发现针头有弯曲，应立即更换并丢弃 （2）刷手护士确保针头与灌注套管匹配，旋上灌注套管直至 phaco 针头斜面露出约 1.0~1.5mm 后套上测试舱备用 （3）刷手护士将灌注管、抽吸管与 phaco 手柄紧密连接，避免 phaco 手柄连线打折 （4）打开手术台上递下的无菌 phaco 手柄插头保护帽，取下并妥善保存，将插头上的提示红点与主机面板上的提示红点对齐后与主机插口紧密连接，动作应轻柔	• 避免术中针头折断，损伤病人 • 固定扳手应保持无菌，以便术中再次使用 • 测试舱在术前被用来对手柄和仪器执行一次灌注和抽吸功能的检查
11. 测试 phaco 手柄 （1）刷手护士将测试舱注满平衡盐溶液 （2）刷手护士将 phaco 针头插入注满平衡盐溶液的测试舱后套紧，针头向上准备测试 （3）按测试图标测试 phaco 手柄（图 45-7） 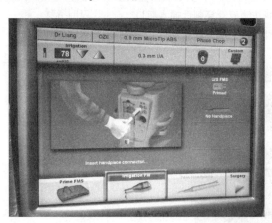 图 45-7　phaco 手柄测试图标	• 确保测试舱内无气泡存在

操作流程	要点与说明
12. 配合术中使用 （1）确保管道完好、畅通、连接紧密，使液流平衡 （2）phaco 手柄进行高压蒸汽灭菌后，常温放置冷却，严禁将 phaco 手柄浸没在液体中冷却 （3）及时补充平衡盐溶液 （4）遵医嘱按需连接双极电凝 （5）遵医嘱按需连接 Vit 手柄	• 确保手术安全 • 避免造成手柄损坏，延长使用寿命 • 持续灌注可减少热损伤，保证前房稳定性
13. 故障排除 （1）测试失败：检查各连接处，确保 phaco 针头连接紧密，测试时针头朝上；确保各管道无堵塞、无打折；必要时更换液流管理系统 （2）测试舱不能重新填充，灌注不充分：检查灌注溶液的高度；确保灌注溶液畅通，无堵塞、无渗漏 （3）超声功率不能调节或功率衰减：检查各连接处，确保正确紧密安装；必要时更换手柄，避免手柄在高温状态下被调节 （4）联系专业维修工程师	• 针头朝上便于排出气泡
14. 使用后处理 （1）刷手护士拔出无菌 phaco 手柄与主机相连的插头，用保护帽加以保护 （2）将 phaco 手柄、I/A 手柄交予专人清洁灭菌备用。灭菌时，尽量保持 phaco 手柄自然弯曲，避免打折；phaco 手柄不可用超声清洗设施清洁 （3）将灌注滴液管针头剪下弃于利器盒内，取下液流管理系统及各种管道，弃于医疗垃圾桶内 （4）撤去器械盘上无菌专用保护套，弃于医疗垃圾桶内，将器械盘归位 （5）将脚踏开关平稳归位，避免将连线缠绕脚踏开关 （6）phaco 主机退出手术系统，关闭电源开关	• 避免电极潮湿受损 • 避免造成手柄损坏 • 防止损坏脚踏开关电缆 • 直接关闭电源会导致系统受损
15. 整理用物 （1）拔出电源线并整理，清洁 phaco 主机及脚踏开关，避免将水滴入脚踏及其他部件中 （2）归位，洗手	• 防止主机及各部件潮湿短路

【参考文件】

崔福荣. 现代手术室规范化管理实用手册. 北京：人民卫生出版社，2013.

【文件保留】 1年

【附件】 无

【质控要点】

1. 测试及使用中确保各种管道完好、通畅、连接紧密。

2. 各种手柄测试时避免在空气中进行。

3. phaco手柄与主机相连的插头，应及时用保护帽加以保护，避免电极潮湿受损。

4. 及时补充平衡盐溶液，确保持续灌注，以减少热损伤，保证前房稳定性。

【文件交付】

1. 医疗副院长
2. 护理部主任
3. 临床科室主任（麻醉科）
4. 科护士长（所有）
5. 护士长（所有护理单元）

超声乳化仪的使用配合技术评分标准

科室：   姓名：

项目	总分	技术操作要求	权重				得分	备注
			A	B	C	D		
操作过程	90	卫生手消毒	3	2	1	0		
		准备并检查用物	5	3	1	0		
		放置脚踏开关	5	3	1	0		
		连接电源	3	2	1	0		
		开机自检	3	2	1	0		
		录入信息	3	2	1	0		

项目	总分	技术操作要求	权重				得分	备注
			A	B	C	D		
操作过程	90	开启无菌物品	8	6	3	0		
		连接管道	8	6	3	0		
		测试管道	5	3	1	0		
		连接 phaco 手柄	10	6	3	0		
		测试 phaco 手柄	10	6	3	0		
		配合术中使用	10	6	3	0		
		故障排除	8	6	3	0		
		使用后处理	5	3	1	0		
		整理用物	4	2	1	0		
评价	10	操作规范	5	3	1	0		
		动作熟练	5	3	1	0		
总分	100							

主考教师：   考核日期：

四十六、 眼科激光治疗仪使用配合技术

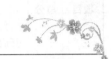

cooperating technique of laser machine

【目的与适用范围】

制定本规章与流程的目的是规范护士配合医师使用眼科激光治疗仪进行手术时应遵循的操作程序，以保证手术的顺利进行。

【规章】 无

【名词释义】

眼科激光治疗仪（laser machine）：是利用高峰值和高重复频率的激光，在极短时间内释放的极强冲击波和极低的局部热效应，有效的作用在病变部位，而不影响其他正常组织的眼科治疗仪器。

【流程】

（一）必需品

眼科激光治疗仪（主机）、电源线（可拆卸式）、连线脚踏、无菌激光光纤、护目镜、速干手消毒剂、医疗垃圾桶、生活垃圾桶、利器盒。

（二）操作

操作流程	要点与说明
1. 卫生手消毒	
2. 评估环境　清洁宽敞，远离易燃物品	• 激光治疗光可点燃大多数非金属材料

操作流程	要点与说明
3. 准备并检查用物 （1）无菌物品外包装完好，在有效期内	• 确保无菌物品处于无菌状态
（2）主机（图46-1）处于备用状态，配件齐全，脚踏板线路接头与主机插口连接紧密 图 46-1　眼科激光治疗仪 （3）检查脚踏开关并放置于术者脚下 （4）检查护目镜	• 减少激光对使用者造成伤害
4. 连接电源　将主机电源线插入带有地的电源插座上	• 预防静电损坏机器
5. 开启无菌物品　卫生手消毒，开启无菌激光光纤（图46-2）外包装，待刷手护士取出无菌激光光纤后，将外包装弃于生活垃圾桶内 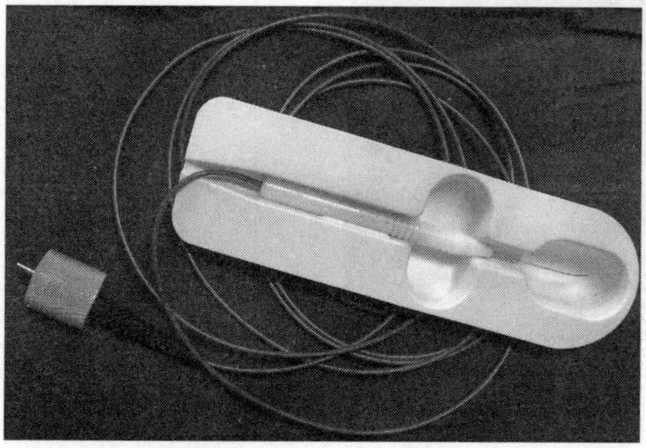 图 46-2　激光光纤	• 遵循无菌操作原则

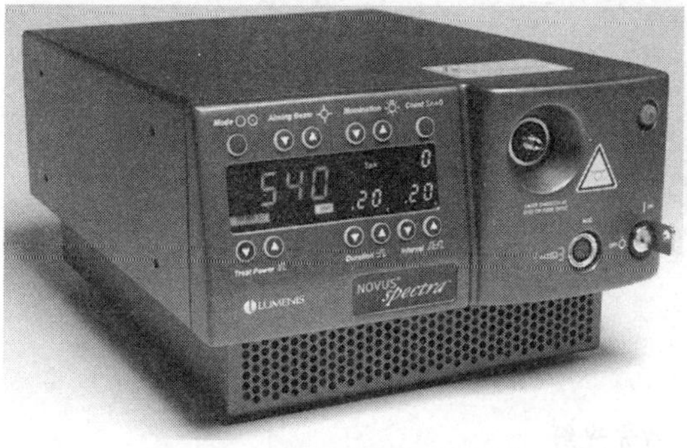

操作流程	要点与说明
6. 连接激光光纤　将手术台上递下的无菌激光光纤尾端与主机紧密连接（图46-3） 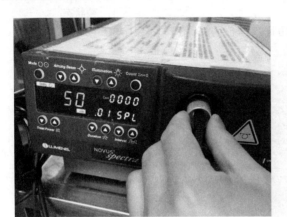 **图46-3　连接激光光纤**	• 确保激光光纤连接紧密，无打折
7. 开机自检　确认电源、脚踏、护目镜、光纤均已备好，顺时针转动开机钥匙，打开激光机，自检，进入连续波模式	
8. 调节主机　遵医嘱设定激光能量、脉冲时间、间隔时间、瞄准光强弱（图46-4） 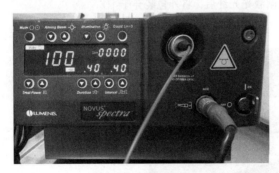 **图46-4　应用模式**	

操作流程	要点与说明
9. 配合术中使用 （1）根据激光机的型号，协助手术医师按需佩戴护目镜（图46-5） 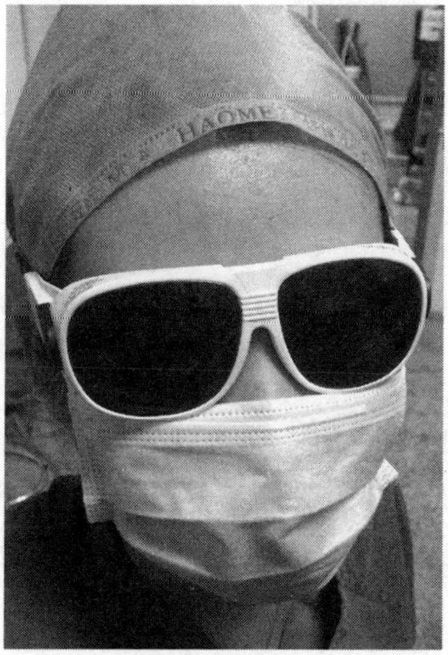 图 46-5　佩戴护目镜	• 禁止使用其他眼镜代替激光防护镜，否则会严重损害眼睛
（2）遵医嘱随时调整激光治疗能量，调节的水平从可以达到作用目的的最小能量开始逐渐增大 （3）协助手术医师记录激光治疗点数，记录后及时清除激光治疗点数	• 过高的能量设置可引起不必要的组织损伤 • 避免影响接台手术病人的准确记录
10. 故障排除 （1）屏幕没有显示：确认钥匙开关打开，外围附件已连接好，输入电源正常，保险丝正常 （2）瞄准光太暗或无瞄准光：确认已接好激光光纤，主机设置在治疗模式，将瞄准光旋钮顺时针旋转到位，外接的光纤没有断裂或损坏 （3）不能输出治疗激光：确认遥控内锁没有被启动，确认有效的瞄准光检查遥控内锁，调节瞄准光 （4）检查后无法解决，需联系专业维修工程师	

续表

操作流程	要点与说明
11. 使用后处理 （1）拔出激光光纤与激光机相连的接头，及时将主机光纤连接口盖上红色防尘帽 （2）激光光纤避免打结，光纤接口应盖上蓝色的防护帽 （3）激光光纤交予专人清洁灭菌备用 （4）逆时针扭动开机钥匙，关闭主机	• 避免进入灰尘影响使用 • 光纤打结将影响使用效果和使用寿命
12. 整理用物　拔出电源线，整理电源线及脚踏板，归位备用，洗手	
13. 注意事项 （1）确认激光传输系统正确连接，避免造成眼睛或组织的损伤 （2）当使用激光时必须确认激光光纤没有任何打折、折断或其他损害 （3）瞄准光不明显时，必须暂停治疗	• 激光直接或间接的照射都会对眼睛造成严重损伤 • 受损光纤会造成激光意外发射，造成病人或操作人员受到伤害

【参考文件】

崔福荣. 现代手术室规范化管理实用手册. 北京：人民卫生出版社，2013.

【文件保留】　1 年

【附件】　无

【质控要点】

1. 根据激光机的型号，按需佩戴护目镜，不能用其他眼镜代替激光防护镜，避免严重损害眼睛。

2. 确认激光光纤无打折且正确紧密连接，避免造成激光所致的损伤。

3. 激光光纤能量调节由小逐渐增大，避免能量过高造成不必要的组织损伤。

【文件交付】

1. 医疗副院长

2. 护理部主任

3. 临床科室主任（麻醉科）

4. 科护士长（所有）

5. 护士长（所有护理单元）

眼科激光治疗仪的使用配合技术评分标准

科室：　　　　　　　　　　　　　　　　　　　　　　　姓名：

项目	总分	技术操作要求	权重				得分	备注
			A	B	C	D		
操作过程	90	卫生手消毒	4	2	1	0		
		评估环境	5	3	1	0		
		准备并检查用物	8	6	3	0		
		连接电源	3	2	1	0		
		开启无菌物品	8	6	3	0		
		开机自检	5	3	1	0		
		连接激光光纤	10	6	2	0		
		调节主机	8	6	3	0		
		配合术中使用	10	6	2	0		
		术中故障排除	10	6	2	0		
		使用后处理	8	6	3	0		
		整理用物	5	3	1	0		
		熟悉激光机注意事项	5	3	1	0		
评价	10	操作规范	6	4	2	0		
		动作熟练	5	3	1	0		
总分	100							

主考教师：　　　　　　　　　　　　　　　考核日期：

四十七、 眼科冷冻治疗仪使用配合技术

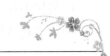

cooperating technique of cryotherapy machine

【目的与适用范围】

制定本规章与流程的目的是规范护士配合医师使用眼科冷冻治疗仪进行手术时应遵循的操作程序，以保证手术的顺利进行。

【规章】 无

【名词释义】 无

【流程】

（一）必需品

眼科冷冻治疗仪（冷冻机）、连线脚踏开关、耐压进气管（三通、医用氧气压力表）、排气管、医用高纯二氧化碳气瓶（CO_2 气瓶）、无菌冷冻笔、速干手消毒剂、医疗垃圾桶、生活垃圾桶。

（二）操作

操作流程	要点与说明
1. 卫生手消毒	
2. 准备并检查用物 （1）无菌物品外包装完好，在有效期内 （2）冷冻机处于备用状态，配件齐全，脚踏开关线路接头连接紧（图47-1）	• 确保无菌物品处于无菌状态 • 确保仪器能够正常使用

操作流程	要点与说明
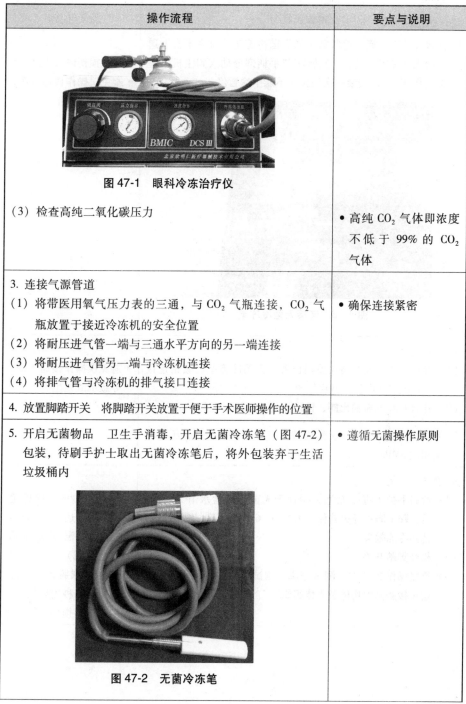 **图 47-1　眼科冷冻治疗仪** （3）检查高纯二氧化碳压力	• 高纯 CO_2 气体即浓度不低于 99% 的 CO_2 气体
3. 连接气源管道 （1）将带医用氧气压力表的三通，与 CO_2 气瓶连接，CO_2 气瓶放置于接近冷冻机的安全位置 （2）将耐压进气管一端与三通水平方向的另一端连接 （3）将耐压进气管另一端与冷冻机连接 （4）将排气管与冷冻机的排气接口连接	• 确保连接紧密
4. 放置脚踏开关　将脚踏开关放置于便于手术医师操作的位置	
5. 开启无菌物品　卫生手消毒，开启无菌冷冻笔（图 47-2）包装，待刷手护士取出无菌冷冻笔后，将外包装弃于生活垃圾桶内 **图 47-2　无菌冷冻笔**	• 遵循无菌操作原则

305

续表

操作流程	要点与说明
6. 连接无菌冷冻笔　遵医嘱选择无菌冷冻笔，将手术台上递下的无菌冷冻笔接头，旋转滚花手柄部分插入到主机笔座上（图47-3），安装一次到位，不能中途暂停 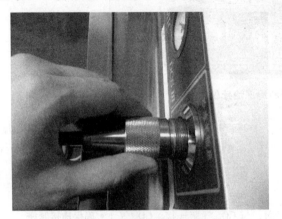 图47-3　连接无菌冷冻笔	• 防止损伤内置管路 • 避免误操作接通气源，导致事故发生
7. 开启气源 （1）确定冷冻机压力阀在关闭位置，无菌冷冻笔已紧密连接到冷冻机笔座后，开启气源 （2）开启 CO_2 气瓶输出阀，输出压强 4~6MPa 之间	• 避免误操作接通气源，导致事故发生
8. 开启冷冻机调压阀　逐渐旋转开启冷冻机调压阀，压力不应超过 6MPa	
9. 测试冷冻笔 （1）待刷手护士将冷冻笔头端置于无菌生理盐水下 2~3mm 后，踩下脚踏开关并保持大约 3~6 秒，笔端结成冰球即达到冷冻效果 （2）松开脚踏开关 （3）重复操作 2~3 次，测试完成。测试及操作时，冷冻笔端避免接触其他物体及人体组织	• 供气 6 秒时，冷冻笔笔尖应达到 -65 ~ -50℃（温度表显示绿色区域） • 笔端冰球脱落，冷冻点应在 6 秒内融化 • 防止引起损伤

操作流程	要点与说明
10. 配合术中使用 （1）提醒术者冷冻笔端点工作时产生极低温度，注意保护病人眼睑 （2）开启调压阀于正常工作范围后使用（绿色区域指气压为正常工作范围，且绿色越深，制冷温度越低，冷冻过程越快；黄色区域指气压低，不能正常迅速冷冻，红色区域指气压过高，必须调整到正常使用范围），暂不工作时，关闭调压阀 （3）移动 CO_2 气瓶或冷冻机时，应卸除一端进气管路	• 避免损伤眼睑 • 避免管路断裂，造成损伤
11. 使用故障排除 （1）冷冻笔不冷冻：首先更换冷冻笔，排查主机或冷冻笔故障，再检查气瓶、主机气压表、各气路及接口的情况 （2）冷冻笔不解冻/解冻不及时，应立即切断气源，及时更换气瓶、管道、冷冻笔	
12. 使用后处理 （1）关闭 CO_2 气瓶输出阀 （2）排空 CO_2 余气：反复旋转调压阀，使冷冻机压力表、医用氧气表显示为"0"，余气排空 （3）旋转滚花手柄部分卸除冷冻笔 （4）冷冻笔插头端用原装保护套保护，交专人清洁灭菌备用 （5）长时间不用冷冻机，将耐压进气管、三通从气瓶接口与冷冻机接口上分别卸除，与卸除的排气管一同妥善保存，备用	• 避免损伤内置管路
13. 整理用物　清洁冷冻机及脚踏开关，归位备用，洗手	
14. 注意事项 （1）安装冷冻笔时，先安装冷冻笔，后开启 CO_2 气瓶输出阀，再开启冷冻机调压阀 （2）拆除冷冻笔时，先关闭 CO_2 气瓶输出阀，旋转输出阀排尽余气后，再拆除冷冻笔 （3）若冷冻笔接口出现老化，应及时维修或报废，避免事故发生	• 确保顺序正确，避免造成损伤

【参考文件】

崔福荣. 现代手术室规范化管理实用手册. 北京：人民卫生出版社，2013.

【文件保留】 1 年

【附件】 无

【质控要点】

1. 安装冷冻笔时，先安装冷冻笔，后开启 CO_2 气瓶输出阀，再开启冷冻机调压阀；拆除冷冻笔时，先关闭 CO_2 气瓶输出阀，旋转输出阀排尽余气后，再拆除冷冻笔，确保顺序正确。

2. 安装及卸除冷冻笔时应只旋转滚花手柄部分，否则可能会损伤内置管路。

3. 冷冻笔插头应一次旋转插入或卸除到位，不能中途暂停，否则易造成误操作接通气源导致事故发生。

【文件交付】

1. 医疗副院长
2. 护理部主任
3. 临床科室主任（麻醉科）
4. 科护士长（所有）
5. 护士长（所有护理单元）

眼科冷冻治疗仪的使用配合技术评分标准

科室：   姓名：

项目	总分	技术操作要求	权重				得分	备注
			A	B	C	D		
操作过程	90	卫生手消毒	3	2	1	0		
		准备并检查用物	5	3	1	0		
		检查高纯二氧化碳气瓶	5	3	1	0		
		连接气源管道	5	3	1	0		
		放置脚踏开关	5	3	1	0		

续表

项目	总分	技术操作要求	权重				得分	备注
			A	B	C	D		
操作过程	90	开启无菌物品	5	3	1	0		
		连接无菌冷冻笔	10	6	2	0		
		开启气源	5	3	1	0		
		开启冷冻机调压阀	5	3	1	0		
		测试冷冻笔	5	3	1	0		
		配合术中使用	12	8	4	0		
		故障排除	8	6	2	0		
		使用后处理	12	8	4	0		
		整理用物	5	3	1	0		
评价	10	冷冻笔旋转插入或卸除一次到位	3	2	1	0		
		安装、卸除冷冻笔顺序正确	3	2	1	0		
		操作规范	2	1	0	0		
		动作熟练	2	1	0	0		
总分	100							

主考教师： 考核日期：

四十八、 眼科显微镜使用配合技术

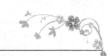

cooperating technique of operating microscope

【目的与适用范围】

制定本规章与流程的目的是规范护士配合医师使用眼科显微镜进行手术时应遵循的操作程序，以保证手术的顺利进行。

【规章】 无

【名词释义】 无

【流程】

（一）必需品

眼科显微镜、电源线（可拆卸式）、脚控面板（有线/无线）、无菌显微镜套、擦镜布、速干手消毒剂、医疗垃圾桶、生活垃圾桶。

（二）操作

操作流程	要点与说明
1. 卫生手消毒	
2. 评估环境　评估环境宽敞、干燥，确保足够的空间能够自由移动	• 避免悬挂臂移动时碰撞受损
3. 准备并检查用物 （1）无菌物品外包装完好，在有效期内	• 确保无菌物品处于无菌状态
（2）显微镜处于备用状态，配件齐全，脚控面板与显微镜匹配，接头连接紧密，并确保无线脚控面板电池电量充足，摆放位置适当	• 避免手术过程中出现脚控面板故障而影响手术
（3）检查并用擦镜布清洁物镜和目镜	• 确保物镜和目镜干净，无视线阻挡

操作流程	要点与说明
4. 放置脚控面板　双手持脚控面板置于手术医师脚下，禁止拎起或牵拉有线脚控面板的电缆	• 避免造成不可修复的损坏
5. 连接电源　将显微镜电源线接入带有接地线的电源插座上	• 预防静电损坏机器
6. 开机自检　开启显微镜电源开关，自检	
7. 开启无菌物品　卫生手消毒，开启无菌显微镜套外包装，待刷手护士取出无菌显微镜套后，将外包装弃于生活垃圾桶内	• 遵循无菌操作原则
8. 安装无菌显微镜套（图48-1）　刷手护士将无菌显微镜套安装到手术显微镜带操作按钮的手柄上，使外边缘标记与手柄的标记相对应并旋转确保安装紧密 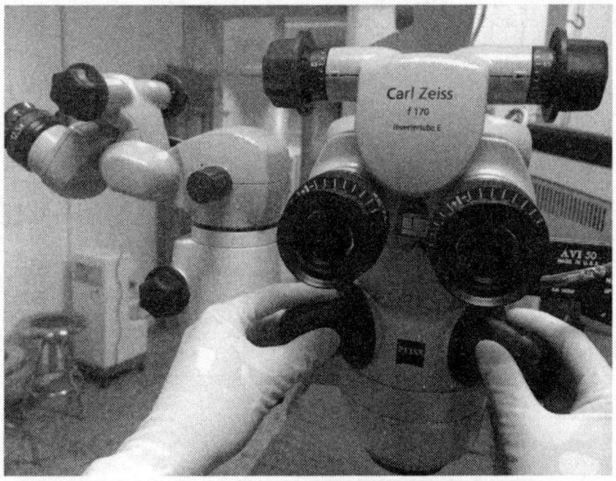 图48-1　无菌显微镜套	• 遵循无菌操作原则 • 防止手术过程中掉落
9. 配合术中使用 （1）调节显微镜悬挂臂时，注意避让无菌区域范围 （2）调节手术显微镜高度时，设备和患者之间保持足够的间隙（至少40mm） （3）提醒术者将手术区域光线亮度降低到手术所需的最低亮度 （4）协助术者调整目镜瞳距	• 避免触碰手术区域，造成污染 • 防止在手术期间对患者眼睛的光损害

续表

操作流程	要点与说明
10. 使用故障排除 （1）显微镜照明灯发生故障 1）术中旋入到备用灯泡照明光束通路，确保完成已经开始的手术 2）术后关闭电源开关，更换灯泡 （2）主功能（XY，调焦，缩放，照明）发生故障：切换到手动模式 （3）支架发生摇晃：检查悬挂系统底座的锁定装置并固定设备 （4）悬挂臂的运动太紧：松开摩擦力调节旋钮 （5）没有视频图像：检查所有的连接 （6）脚控面板发生故障 1）无线脚控面板更换电池，检查是否与悬挂系统配对 2）有线脚控面板确认连接电缆 （7）故障不能排除时，及时联系工程师维修	• 防止烫伤或触电
11. 使用后处理 （1）将悬挂臂复位，关闭电源开关 （2）卸除无菌显微镜套 （3）显微镜套交予专人清洁灭菌备用	• 电源关闭后悬挂臂将不能移动
12. 整理用物　拔出电源线，整理电源线及脚踏面板，清洁显微镜及脚控面板，归位备用，洗手	

【参考文件】　无

【文件保留】　1年

【附件】　无

【质控要点】

1. 操作显微镜进行手术时，严禁触碰未灭菌的连接电缆及非无菌部位。

2. 手术区域光线照射的亮度降低到手术所需的最低亮度，避免在手术期间对患者眼睛的光损害。

【文件交付】

1. 医疗副院长
2. 护理部主任
3. 临床科室主任（麻醉科）
4. 科护士长（所有）
5. 护士长（所有护理单元）

眼科显微镜的使用配合技术评分标准

科室：   姓名：

项目	总分	技术操作要求	权重				得分	备注
			A	B	C	D		
操作过程	90	卫生手消毒	5	3	1	0		
		评估环境	5	3	1	0		
		准备并检查用物	6	4	2	0		
		放置脚踏开关	5	3	1	0		
		连接电源	5	3	1	0		
		开机自检	5	3	1	0		
		开启无菌物品	8	6	3	0		
		安装显微镜套	12	8	4	0		
		配合术中使用	12	8	4	0		
		故障排除	12	8	4	0		
		使用后处理	10	6	2	0		
		整理用物	5	3	1	0		
评价	10	操作规范	5	3	1	0		
		动作熟练	5	3	1	0		
总分	100							

主考教师：   考核日期：

附件

附件 1

麻醉恢复室记录单（一）

病室_____   床号_____   病案号_____

姓名_____ 性别_____年龄_____岁 转入日期_____转入次数_____

身高_____cm 体重_____kg 手术名称_____

麻醉方法_____麻醉医生_____

入室时间_____ 人工气道_____ 尿管_____

深静脉置管_____ 动脉导管_____ 引流管_____

转出时间_____

PACU 病人恢复程度（改良 Aldrete 评分）

项目	具体表现	入室评分	出室评分
意识水平	0=只对触觉刺激有反应 1=轻微刺激可唤醒 2=清醒定向力好		
肢体活动	0=不能自主活动 1=肢体活动减弱 2=各肢体能完成指令动作		
呼吸	0=呼吸困难且咳嗽无力 1=呼吸急促且咳嗽有力 2=可深呼吸		
血流动力学	0=血压波动>基础 MAP 值 30% 1=血压波动在基础 MAP 值 15%～30% 2=血压波动<基础值 15%		

项目	具体表现	入室评分	出室评分
SpO$_2$	0=吸氧时 SpO$_2$>90% 1=需鼻导管吸氧 2=吸空气时能维持 SpO$_2$>90%		
术后疼痛	0=持续严重疼痛 1=中至重度疼痛需用止疼药控制 2=无或轻微不适		
术后恶心呕吐	0=持续中至重度恶心呕吐 1=短暂呕吐或干呕 2=无、或轻微恶心、无呕吐		
总分	注：满分 14 分		

病人交接情况

交接时间：

地点：□病房　　□ICU　　□手术室

神志：□清醒　　□嗜睡　□昏迷　□麻醉状态

血压：_____ mmHg　　心率：_____次/分　　　　SpO$_2$ _____%　　　呼吸频率_____次/分

接诊医生签字_____　　接诊护士签字_____　　PACU 医生/护士签字_____

麻醉恢复室记录单（二）

病室＿＿＿＿＿＿　床号＿＿＿＿＿　　病案号＿＿＿＿＿

姓名＿＿＿＿　性别＿＿＿＿　年龄＿＿＿＿岁　转入日期＿＿＿＿转入次数＿＿＿＿＿

身高＿＿＿＿cm　体重＿＿＿kg　手术名称＿＿＿＿＿＿＿＿＿＿＿＿＿＿＿＿＿＿＿＿

麻醉方法＿＿＿＿＿＿＿＿＿＿＿＿＿＿＿＿＿＿＿　麻醉医生＿＿＿＿＿＿＿＿＿＿＿

时间	血压 （mmHg）	心率 （次/分）	呼吸 （次/分）	ETCO$_2$ （mmHg）	SpO$_2$ （%）	体温 （℃）	疼痛 （NRS）	并发症及治疗

附件 2

脉动真空灭菌程序参数表

项目	脉动次数	灭菌温度	灭菌时间	干燥时间	内室压力
B-D	3	132~134℃	3min	10min	205.8kPa
器械	3	132~134℃	10min	10min	205.8kPa
敷料	3	132~134℃	10min	20min	205.8kPa

附件 3

压力蒸汽灭菌器灭菌运行记录表

年　　　月　　　日

测试时间	程序	时间	测试结果	
			合格	不合格

运行记录

锅次	启动时间	程序代码	灭菌物品	批量监测
1	min	敷料		
		器械		合格　不合格
2	min	敷料		
		器械		合格　不合格
3	min	敷料		
		器械		合格　不合格
4	min	敷料		
		器械		合格　不合格
5	min	敷料		
		器械		合格　不合格
6	min	敷料		
		器械		合格　不合格
7	min	敷料		
		器械		合格　不合格
8	min	敷料		
		器械		合格　不合格
9	min	敷料		
		器械		合格　不合格
10	min	敷料		
		器械		合格　不合格
11	min	敷料		
		器械		合格　不合格
12	min	敷料		
		器械		合格　不合格

8-4 班操作人：　　　　　　　　　　　3-11 班操作人：

附件 4

环氧乙烷气体灭菌系统使用记录表

灭菌日期：　　　　　　　　　　生物监测结果：

锅次	灭菌物品	粘贴打印纸
1		
2		
3		
4		
5		
6		

附件5

过氧化氢气体等离子体低温灭菌装置使用记录表

灭菌日期：　　　　　　　　　　生物监测结果：

锅次	灭菌物品	粘贴打印纸
1		
2		
3		
4		
5		
6		

附件6

低温蒸汽甲醛灭菌设备使用记录表

灭菌日期：　　　　　　　　　　　生物监测结果：

锅次	灭菌物品	粘贴打印纸
1		
2		
3		
4		
5		
6		

附件7

术后镇痛观察记录

手术日期

姓名		性别		年龄		住院号		病区		床号	
术后诊断							ASA				
其他系统疾病							麻醉医生				
手术名称							麻醉方式				
镇痛方式							静脉导管位置				
配方							镇痛泵机型				
首次剂量			持续剂量			PCA剂量			锁定时间		

麻醉医生签字：_____

观察日期及时间						
心率（次/分）						
血压（mmHg）						
呼吸（次/分）						
疼痛评分（静息/活动）						
镇静评级						
活动状况						
皮肤瘙痒						
恶心呕吐						
其他情况						
观察者签字						

处理意见：	执行者签字
开泵时间：　日/　月　　：	
停泵时间：　日/　月　　：	

麻醉医生签字：_____